환자와 가족을 위한 전문상담

뇌졸중

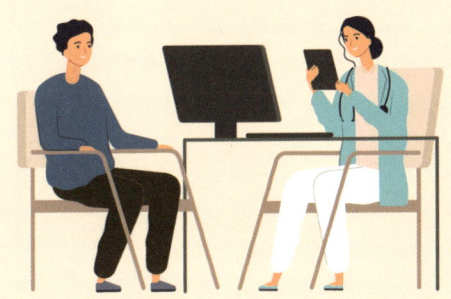

드림널스
DREAM NURSE

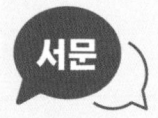

" 뇌졸중 - 환자와 가족을 위한 전문상담 "

뇌졸중은 어떠한 경고도 없이 갑자기 마비와 같은 증상이 나타나는 질환입니다. 갑자기 생긴 뇌졸중 증상은 안타깝게도 후유 장애를 남기기도 합니다. 이와 같이 준비가 전혀 없는 상태에서 발현되는 뇌졸중은 환자뿐만 아니라 가족들의 삶에도 영향을 줍니다.

대부분의 환자와 가족들은 갑작스러운 뇌졸중 진단에 당황해하고, 앞으로의 치료 계획뿐만 아니라 예후에 대해서도 걱정이 많습니다. 재발 가능성은 없을지, 뇌 손상을 안고 앞으로 어떻게 살아야 하는지 등에 대한 미래의 걱정이 매우 큰 질환입니다. 후유 장애가 심한 경우에는 장기적인 치료에 대해 경제적인 어려움을 토로하시기도 합니다.

이렇게 뇌졸중은 예고 없이 발생하며 삶의 패턴에 심각한 영향을 주는 질환 중 하나입니다. 오랜 기간 동안 신경과 전문간호사로서 급성기 뇌졸중 환자를 돌보면서 많은 안타까움을 보았습니다. 앞서 얘기한 걱정들을 토로하는 것과 더불어, 평소에 건강 관리만 잘 하였어도 예후가 더 좋았을 환자들을 보면 더없이 마음이 무겁습니다. 뇌졸중은 급성기 치료도 중요하지만, 평상시 관리가 중요한 병입니다. 그런데 관리 방법에 대한 내용을 잘 모르거나 관리의 중요성을 잘 몰라서 재발하신 경우가 상당히 많습니다.

이 책은 신경과 전문간호사로서 수년 동안 뇌졸중 환자를 돌보며 직접 경험한 질문에 문답하는 형식으로 구성되었습니다. 뇌졸중이란 무엇인지, 어떠한 치료를 받게 되는지, 위험인자는 무엇이며 퇴원 후 관리는 어떻게 해야 하는지 등 실제적인 내용 위주로 집필하였습니다. 이 책을 통하여 뇌졸중에 대한 궁금증이 해결되고 질병을 예방하는 데 도움이 될 거라 생각합니다. 뇌졸중을 겪은 환자 및 보호자 뿐만 아니라 뇌졸중 발생 위험성을 안고 있는 모든 사람들에게 이 책을 바칩니다.

마지막으로 이 책을 출간하기까지 많은 도움을 주신 대한뇌졸중학회 이사장 권순억 교수님과 기꺼이 감수를 맡아주신 서울아산병원 신경과 김범준 교수님께 감사드립니다. 뇌졸중 환자를 돌보며 함께 고생하는 서울아산병원 뇌졸중 팀 의사와 간호사 동료들 모두에게도 더없는 경의를 표합니다. 끝으로 언제나 저를 지지해 주고 응원해준 가족들에게도 깊은 감사를 표합니다.

2021년 11월
저자 한정희 드림

뇌졸중 환자와 가족들은 궁금한 것이 많습니다. 내가 갖고 있는 장애를 극복할 수 있는지, 내가 치매가 되는 것은 아닌지 불안하기도 합니다. 이런 음식을 먹으면 좋다고 하고 저런 약을 먹어야 한다는 이야기도 많이 듣습니다.

뇌졸중 환자와 그 가족들은 이런 불확실한 정보의 홍수 속에서 그 궁금증을 갖고서 불안하게 지내고 있습니다. 지난 10여 년간 뇌졸중 환자들과 그 가족들 곁에서 그분들의 궁금증을 듣고 그분들이 이해할 수 있는 말로서 설명해 준 경험을 이 책에 고스란히 담았습니다. 뇌졸중 환자와 그 가족들이 행복한 웃음과 건강을 찾는 데 도움이 될 것으로 생각해서 이 책을 추천합니다.

- 권순억, 대한뇌졸중학회 이사장, 서울아산병원 뇌졸중센터장, 신경과 교수

뇌졸중은 갑자기 생기는 병으로 환자나 보호자 모두 당황하기 마련입니다. 이 책은 환자들을 직접 상담하고 간호해온 의료진들이 뇌졸중 환자의 급성기 및 만성기에 걸쳐 궁금해할 만한 내용들을 질문의 형식으로 그리고 실제 경험했던 사례들을 중심으로 환자와 보호자들이 이해하기 쉽게 집필하였습니다.

뇌졸중의 원인은 다양하며, 그 증상 역시 환자마다 많이 다릅니다. 또 챙겨야 할 부분도 각 환자마다 다른데 이를 모두 망라하여 환자 및 보호자에게 뇌졸중 후 삶을 어떻게 살아야 할지 막연한 두려움에서 벗어날 수 있도록 해주는 안내서로 추천합니다.

- 김범준, 서울아산병원 뇌졸중센터, 신경과 교수

목차

| 서문 | ···· 02

1장
내가 풍을 맞았다고?

1. 뇌졸중의 정의   ···· 12
2. 뇌졸중 위험인자   ···· 16

2장
뇌졸중으로 입원하면 어떻게 치료를 받나요?

1. 뇌경색 치료와 검사   ···· 22
   ① 주사 치료   22
   ② 시술 및 수술 치료   24
      : 스텐트 삽입술, 경동맥 내막 절제술
   ③ 경구 약물 치료   27
      : 항혈소판제, 항응고제
   ④ 검사   45
      : 영상검사, 심장 관련 검사, 혈액검사
2. 뇌출혈 치료   ···· 60
3. 뇌졸중 집중치료실   ···· 61

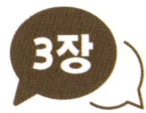

퇴원 이후에는 어떻게 관리해야 할까요?

1. 뇌경색의 재발 예방	···· 66
2. 위험인자 관리	···· 68
① 고혈압	69
② 당뇨	84
③ 심장질환	91
④ 고지혈증	92
⑤ 흡연 및 음주	99
3. 그 외 관리 방법	···· 104

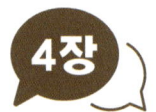

일상생활로의 복귀 준비

1. 재활하면 나아질 수 있을까? · · · · **110**
   - ① 재활의 필요성 및 시기　**110**
   - ② 운동 마비 시 간호 및 재활　**114**
   - ③ 삼킴 장애 시 간호 및 재활　**121**
   - ④ 말·언어 장애 시 간호 및 재활　**130**
   - ⑤ 시야 장애 시 간호 및 재활　**134**
   - ⑥ 기타　**136**
2. 사회로의 복귀　· · · · **140**

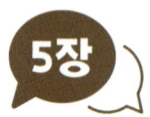

뇌졸중 환자와 가족이 꼭 알아야 할 정보

1. 응급실로 와야 하는 증상　· · · · **146**
2. 사회적 지지　· · · · **149**

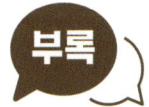

뇌 바로 알기

1. 뇌의 구조 · · · · 152
2. 대뇌의 대표적인 기능 · · · · 153
3. 뇌줄기의 구조 · · · · 154
4. 뇌척수액 · · · · 155
5. 뇌혈관의 구조 · · · · 156

❖
일러두기

치료에 관한 내용은 병원마다 다를 수 있습니다.

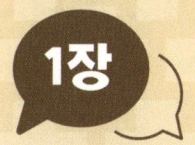

내가 풍을 맞았다고?

1. 뇌졸중의 정의
2. 뇌졸중 위험인자

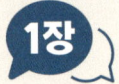

1장

내가 풍을 맞았다고?

| 1. 뇌졸중의 정의 |

저희 아버지가 뇌졸중을 진단받았다고 하세요. 뇌졸중이 뭔가요?

흔히 "중풍(中風)에 걸렸다"라고 말하는데, 이것이 바로 뇌졸중(腦卒中)입니다. 이는 뇌가 갑자기 강한 일격을 받는다는 뜻으로, 뇌에 혈액을 공급하는 혈관의 일부분이 막히거나 터지면서 뇌가 손상되어 그에 따른 신체장애가 나타나는 질환입니다.

혈관이 막히기도 하고 터지기도 하나요?

뇌졸중의 종류에 따라 뇌혈관이 막히거나 터질 수 있습니다. 뇌졸중은 크게 3가지로 나눌 수 있습니다. 먼저 뇌혈관이 막히는 '뇌경색'과 뇌혈관이 터지는 '뇌출혈' 그리고 뇌손상을 일으키지 않고 일시적으로 뇌손상의 증상이 있다가 사라지는 '일과성 뇌허혈 발작'이 있습니다. '뇌경색', '뇌출혈', '일과성 뇌허혈 발작'을 모두 뇌졸중이라고 말합니다.

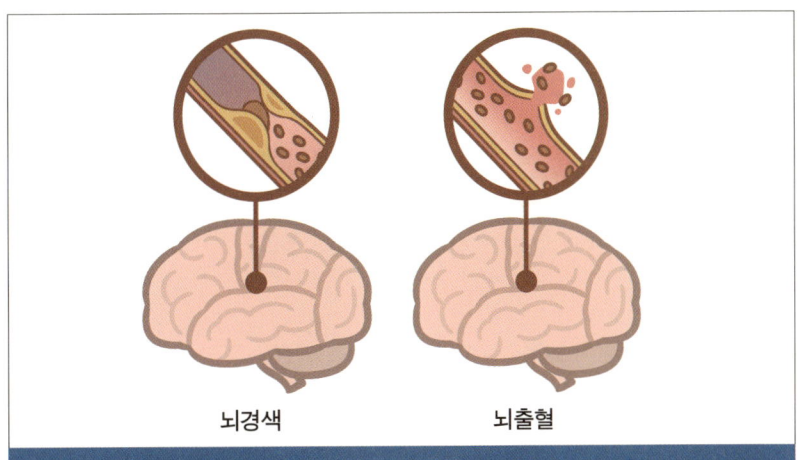

뇌졸중 종류

뇌경색 종류	설명
대혈관 질환 뇌경색	주로 큰 뇌혈관이 동맥경화에 의해 점차 좁아지거나 갑자기 혈전이 생겨 혈관을 막음으로써 생기는 뇌경색
소혈관 질환 뇌경색	작은 뇌혈관들이 동맥경화로 인해 좁아져 뇌조직에 혈류 흐름이 원활하지 않아 발생하는 경우
심장 탓 뇌경색	주로 심장에서 생긴 혈전이 떨어져 나가 뇌혈관을 막는 경우
일과성 뇌허혈 발작	혈관이 막히기 전에 저절로 녹아 그 증상이 몇 분 혹은 몇 시간(대개 24시간) 이내에 사라지는 것

'일과성 뇌허혈 발작'은 증상이 지속되지 않고 사라지는 것이군요. 이런 경우는 치료를 받지 않고 안심해도 될까요?

'일과성 뇌허혈 발작'이란 뇌혈관이 막혔다가 다시 뚫린 것으로, 증상이 나타났다가 대부분 수 분에서 수 시간 내에 좋아집니다. 하지만 이런 경우 뇌졸중이 일어날 수 있다는 경고 증상이기 때문에 원인을 찾아 그에 맞는 예방 치료를 받아야 합니다. '일과성 뇌허혈 발생' 환자 중 3분의 1이 3년 내 뇌졸중으로 진행하기도 합니다.

손상된 뇌는 치료를 잘 받으면 다시 회복되나요?

한 번 손상된 뇌조직은 다시 좋아지지 않습니다. 하지만 뇌조직의 손상으로 나타나는 증상은 다른 정상적인 뇌조직의 도움으로 시간이 지나면서 조금씩 회복될 수 있습니다.

뇌 기능이 회복되는 데는 시간이 어느 정도 걸리나요?

증상 발생 6개월 이내에는 회복 속도가 비교적 빠르지만 그 이후로는 더딥니다.

뇌 기능의 회복은 뇌손상의 정도, 손상된 뇌혈관을 도와주는 주변부 뇌혈관의 상태, 당뇨나 고혈압과 같은 기저질환 및 개인의 상태 따라 호전 정도에 차이가 있습니다. 뇌졸중이 생긴 이후 급성기 동안에는 뇌손상을 최소화하고, 뇌가 안정된 이후에는 재활치료 등을 통하여 정상 뇌조직을 자극하여 기능 회복과 재발 방지에 집중해야 합니다.

저희 아버지는 아무 증상이 없었는데 갑자기 마비가 왔어요. 뇌졸중이 나타나는 걸 미리 알 수 있는 증상은 없나요?

뇌졸중은 갑자기 발생합니다. 미리 느끼는 전조 증상이 있는 경우도 있으나 없는 경우가 많습니다. 그런데 갑자기 한쪽 팔다리에 마비나 감각 이상이 생기거나 한쪽 얼굴에 마비가 오기도 합니다. 또는 한쪽 시야가 보이지 않기도 하고, 발음이 어눌해지거나 언어 장애가 생기는 등이 전조 증상으로 나타날 수 있습니다.

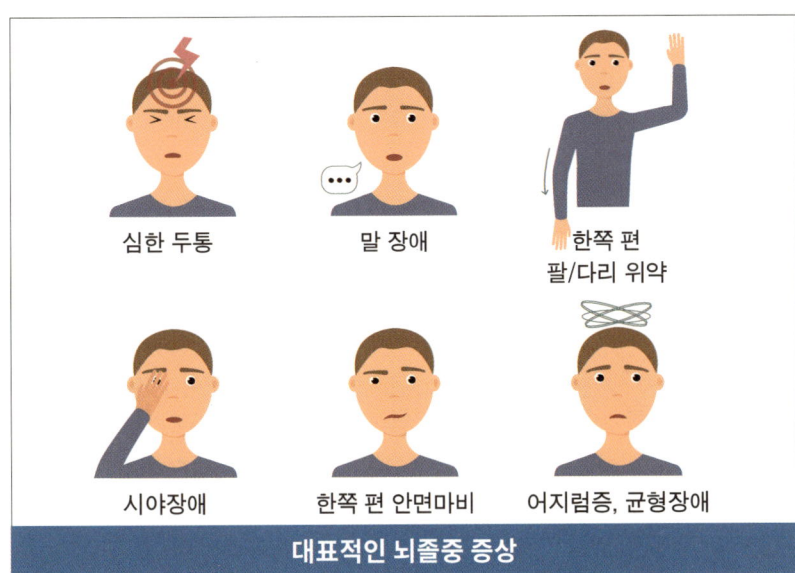

대표적인 뇌졸중 증상

 그럼 꼼짝없이 뇌졸중을 받아들여야 하나요?

 위험인자를 조절하면서 뇌졸중을 예방하기 위해 노력할 수 있습니다. 뇌졸중은 갑자기 발생하여 천천히 좋아지는 것이기 때문에 마음의 여유를 가지고 꾸준히 치료받는 것이 중요합니다.

2. 뇌졸중 위험인자

뇌졸중을 일으키는 원인(위험인자)은 무엇인가요?

뇌졸중의 일으키는 원인은 '조절할 수 없는 위험인자'와 '조절할 수 있는 위험인자'로 나눌 수 있습니다. 뇌졸중은 고령일수록, 여자보다는 남자에게서 그리고 가족력이 있을수록 많이 발생하는데 이는 '조절할 수 없는 위험인자'입니다. 여기에 속한 사람이라면 뇌졸중 예방에 대해 좀 더 유의하여 관리해야 합니다. '조절할 수 있는 위험인자'에는 고혈압, 당뇨, 심장질환, 고지혈증, 흡연 및 과도한 음주가 있습니다.

조절할 수 없는 위험인자	조절할 수 있는 위험인자
· 나이(고령) · 성별(남성) · 가족력(유)	· 고혈압 · 당뇨병 · 심장질환 · 고지혈증 · 흡연 · 과도한 음주

뇌경색과 뇌출혈은 유발 원인이 다른가요?

뇌경색은 주로 성인병 같은 위험인자가 영향을 줄 수 있습니다. 주로 고혈압, 당뇨, 고지혈증. 심장질환, 음주 및 흡연 등이 원인이 될 수 있습니다. 물론 고령도 원인이 됩니다.

뇌출혈은 이상이 있는 뇌혈관이 터지거나 혈압이 높아서 터지는 등이 원인이 될 수 있습니다.

뇌경색이 뇌혈관이 막혀서 생긴다면 혈관을 막는 것은 무엇인가요?

 뇌경색은 뇌혈관의 어딘가를 혈전(피떡)이 막아서 생깁니다. 혈전은 여러 가지 원인으로 생깁니다. 원래는 유연해야 하는 혈관이 딱딱해지는 동맥경화가 생기면서 뇌경색이 발생하는 경우가 많은데, 이는 대부분 성인병이 원인입니다. 그 외에도 심장 등에서 발생한 색전이 떨어져 나가서 뇌혈관을 막아 뇌경색이 생기기도 합니다.

 성인병 말고도 뇌경색을 유발하는 원인이 있는지 궁금해요.

 혈액 응고 장애, 암 등으로 인해 일시적으로 생긴 혈전이 뇌혈관으로 날아가서 생기기도 합니다. 뇌혈관 장애, 모야모야병(뇌동맥 벽이 두꺼워지면서 서서히 좁아지는 질환) 또는 뇌혈관 찢어짐(박리) 등의 이유로도 발생하기도 합니다. 이처럼 뇌경색이 발생할 수 있는 원인은 다양하기 때문에 뇌경색이 발생한 원인을 정확히 파악하고 그에 따른 적절한 치료를 받는 것이 중요합니다.

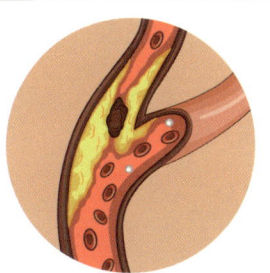
뇌혈관의 동맥경화

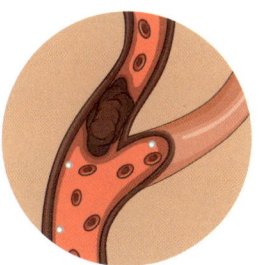
갑자기 발생한 혈전

뇌경색의 원인

그럼 뇌출혈은 왜 생기나요?

뇌출혈은 뇌혈관이 터져서 출혈이 있는 것으로, 대부분 혈압 관리가 잘되지 않아서 발생하는 경우가 많고 뇌혈관 꽈리가 터지면서 발생하기도 합니다.

뇌혈관 꽈리는 뇌동맥류라고도 하는데 뇌혈관이 얇아지면서 부풀어 올라 모양이 변형되거나 이형성이 된 것을 말합니다. 뇌출혈은 원인에 따라 적절한 혈압 관리가 필요합니다.

원인	설명
뇌내 출혈	· 뇌의 안쪽에 있는 가느다란 혈관이 터져서 뇌 속에 피가 고여 뇌가 손상되는 것 · 조절되지 않은 고혈압이 대부분의 원인
지주막하 출혈	· 지주막(혹은 거미막)이라는 공간을 지나가는 혈관이 파열되어 발생 · 혈관 벽의 일부가 선천적으로 약해서 꽈리처럼 부풀어 오르는 '동맥류'가 터지는 것이 대부분의 원인
뇌동정맥 기형	· 뇌혈관의 선천적인 기형으로 동맥과 정맥이 직접 연결되어 쉽게 출혈을 일으키는 것

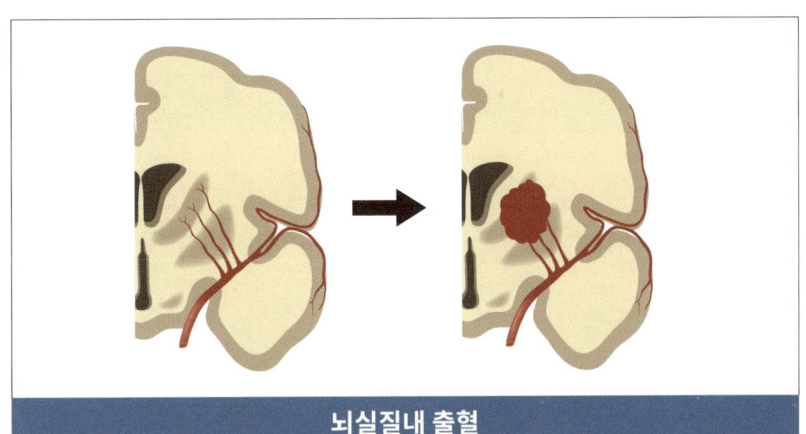

뇌실질내 출혈

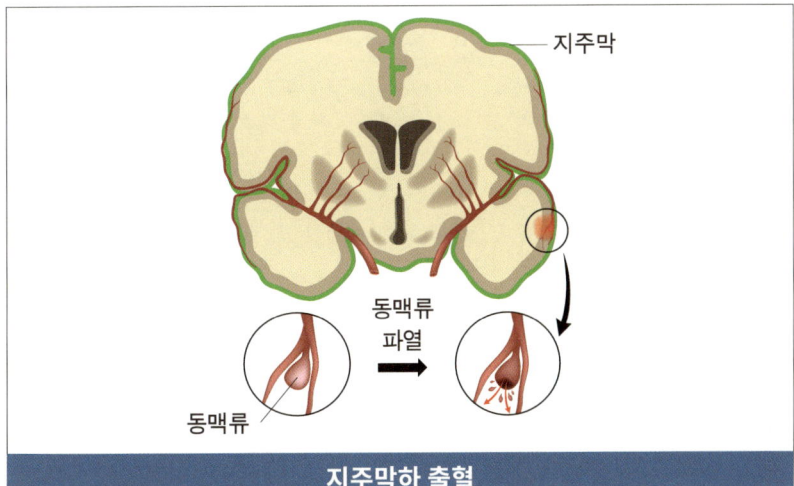

지주막하 출혈

다른 병처럼 뇌졸중도 술, 담배를 안 하면 생기지 않을 수 있나요?

술과 담배를 끊으면 뇌졸중을 예방하는 데에 도움이 됩니다. 하지만 단지 술, 담배만 안 한다고 해서 뇌졸중이 생기지 않는다고 말할 수는 없습니다. 앞서 말한 위험인자 관리를 잘해야 예방할 수 있습니다.

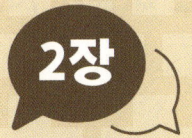

2장

뇌졸중으로 입원하면 어떻게 치료를 받나요?

1. 뇌경색 치료와 검사
2. 뇌출혈 치료
3. 뇌졸중 집중치료실

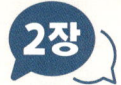

뇌졸중으로 입원하면 어떻게 치료를 받나요?

| 1. 뇌경색 치료와 검사 |

1) 주사 치료

뇌경색으로 응급실에 가면 혈전을 녹이는 주사를 맞기도 한다던데 그게 무엇인가요?

뇌경색이 발생한 지 4.5시간 이내에는 혈전을 녹이는 혈전용해제, 주로 티피에이(Tissue Plasminogen Activator, tPA)를 주사로 맞을 수 있습니다. 하지만 증상 발생 시간이 정확하지 않거나 늦게 내원하여 4.5시간이 지났다면 투약할 수가 없습니다. 따라서 뇌경색 증상이 오면 빠르게 응급실을 방문하고, 증상이 나타난 정확한 시간을 아는 것이 중요합니다.

혈전용해제는 뇌경색 치료에 효과가 좋은가요?

정맥으로 투약하는 혈전용해제는 약 45% 전후의 혈관 재개통 효과가 있고, 치료 3개월 이후에 환자에게서 관찰되는 예후에서도 더 좋은 결과를 보이고 있습니다.

저는 뇌졸중 증상이 생기고 4.5시간 안에 응급실에 내원했는데도 혈전용해제 치료를 받지 못 했어요. 왜인가요?

혈전용해제는 뇌경색 발생 초기에 혈전을 녹여 뇌손상을 최소화하는 데 효과가 큽니다. 하지만 출혈 등의 이상 반응이 있을 수 있기 때문에 모든 환자에게 투약할 수 있는 것은 아닙니다. 투약 기준 여부는 응급실에서 환자의 상태에 따라 주치의가 판단합니다.

뇌졸중 증상이 생기고 시간이 오래 지나면 어차피 혈전용해제를 맞을 수 없으니 외래로 천천히 방문하면 되겠군요.

아닙니다. 증상 발생을 정확히 알지 못하거나 증상 발생 시간이 4.5시간이 지난 경우라 하더라도 초기에 뇌손상을 줄이는 것이 중요하므로 응급실을 통해 빠르게 내원하는 것이 필요합니다. 간혹 자녀들에게 전화를 하거나 동네 내과나 한의원에 방문하거나 잠을 자 보는 등의 행동으로 초기 치료 시간을 놓치는 경우가 많습니다.

혈전용해제 이외에 맞을 수 있는 주사 치료는 어떤 것이 있나요?

뇌경색 치료의 목적은 손상된 뇌조직에 뇌혈류를 도와주는 것입니다. 혈전을 녹이는 혈전용해제 이외에도 뇌혈류를 높일 수 있도록 수액 치료를 하여 뇌조직이 안정되도록 도모합니다. 이는 환자의 뇌혈관 상태나 안정 상태에 따라 다를 수 있는데, 대개 수일간 주사 치료를 시행합니다.

2) 시술 및 수술 치료 : 스텐트 삽입술, 경동맥 내막 절제술

 좁아진 혈관을 넓히는 시술이 있다고 하던데 그게 무엇인가요?

 좁아진 뇌혈관에 스텐트를 넣어 넓히거나 혈전을 흡인하여 꺼내는 등의 뇌혈관 시술이 있습니다.

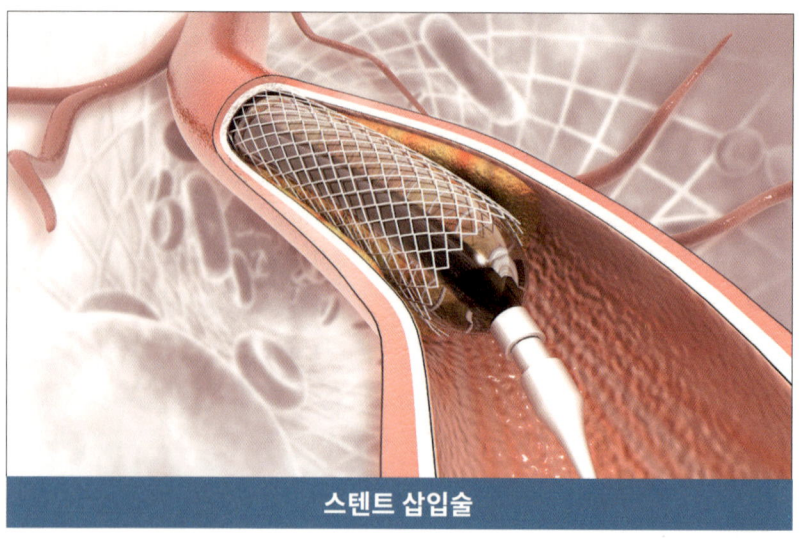

스텐트 삽입술

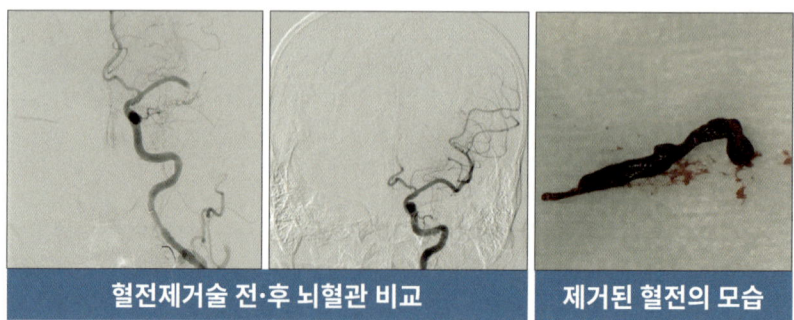

혈전제거술 전·후 뇌혈관 비교 ／ 제거된 혈전의 모습

뇌혈관 시술은 모든 환자가 받을 수 있나요?

 아닙니다. 뇌혈관 시술은 위험성이 있기 때문에 모두가 받을 수 있는 것은 아닙니다. 전문의의 판단에 따라 결정합니다. 증상이 발생한 지 오래되었거나 뇌혈관 협착이 오래된 경우와 같이 시술 대상이 아닌 경우도 있습니다. 또는 뇌혈관 시술을 할 필요가 없는 경우도 있습니다.

 시술 대상이 아니라면 어떤 치료를 받을 수 있나요?

 반드시 시술을 받아야만 좋은 것은 아니며 수액 치료 및 약물 치료 등을 병행하게 됩니다.

 저는 뇌혈관 시술을 받지 않았는데 그러면 치료 효과가 작겠군요.

 아닙니다. 최근에는 다양한 뇌경색 예방약이 개발되었으며 약물 치료 효과가 좋아 시술을 받지 않았다고 해서 치료 효과가 작다고 볼 수는 없습니다.

 제가 아는 분은 좁아진 뇌혈관을 넓히는 시술이 아니라 수술을 받으셨다고 들었어요. 뇌혈관 시술과는 어떻게 다른가요?

 경동맥 내막 절제술은 목 쪽을 지나가는 경동맥이 좁아진 것이 원인인 경우에 이를 넓혀주는 수술이에요. 앞서 설명한 뇌혈관 시술이 좁아진 혈관에 있는 혈전을 제거하거나 스텐트나 풍선을 넣어 넓혀주는 방식이라면 이 수술은 좁아진 혈관을 절개하여 원인이 되는 기름기를 제거한 후 인공 혈관을 넣고 피부를 봉합하는 방식입니다.

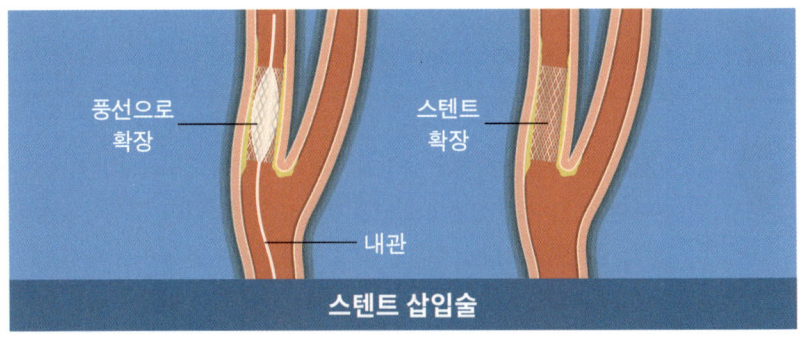

스텐트 삽입술

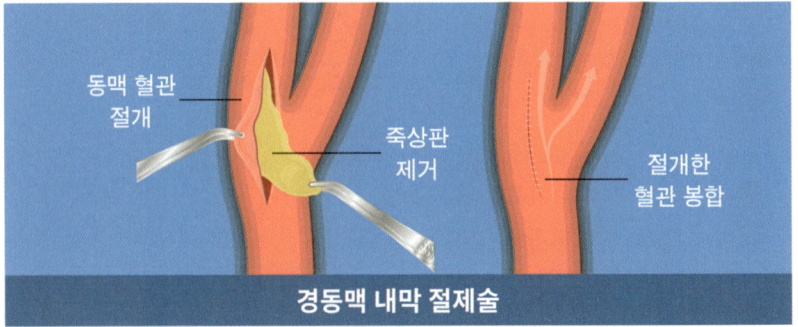

경동맥 내막 절제술

경동맥 내막 절제술과 시술 중 어떤 것이 더 좋은가요?

각각 장단점이 있기 때문에 어떤 것이 좋다고는 말할 수 없습니다. 환자에게 어느 방법이 나은지는 좁아진 혈관의 위치나 양상, 심장 및 폐기능의 상태, 다른 혈관의 동맥경화 정도, 연령, 증상의 유무 그리고 동반 질환 등에 따라 달라질 수 있습니다. 환자 상태에 따라 전문의와 상의하여 수술 또는 시술을 진행하게 됩니다.

3-1) 경구 약물 치료 : 항혈소판제

뇌경색 약은 어떤 것을 복용하게 되나요?

뇌경색 경구 약물은 크게 항혈소판제와 항응고제로 나뉩니다. 이는 피를 묽게 하여 또 다른 혈전이 생기지 않게 하는 목적으로 사용됩니다. 동맥경화로 인한 경우는 항혈소판제를 주로 사용하며 심장질환이 있거나 혈전이 있는 경우 등에는 항응고제를 투약하게 됩니다. 이는 환자의 뇌혈관 상태나 동반 질환에 따라 주치의가 결정하게 됩니다.

항혈소판제	항응고제
아스피린, 아스트릭스, 디스그렌, 프레탈, 플라빅스, 크리드 등	와파린(=쿠마딘), 프라닥사, 자렐토, 엘리퀴스, 릭시아나 등

항혈소판제는 무엇인가요?

항혈소판제는 혈소판이 뭉치는 것을 막아서 혈전의 생성을 억제하는 약물입니다. 즉 피를 묽게 만들어 주는 역할을 하여 뇌경색이 생기는 것을 예방하기 위한 목적으로 사용합니다. 그 외에 심장병이나 동맥경화 질환 시에도 사용합니다.

항혈소판제에는 어떤 약이 있나요?

뇌경색에 주로 사용되는 항혈소판제는 다음과 같습니다.

COX 억제제

· 아스피린(아스피린 프로텍트)

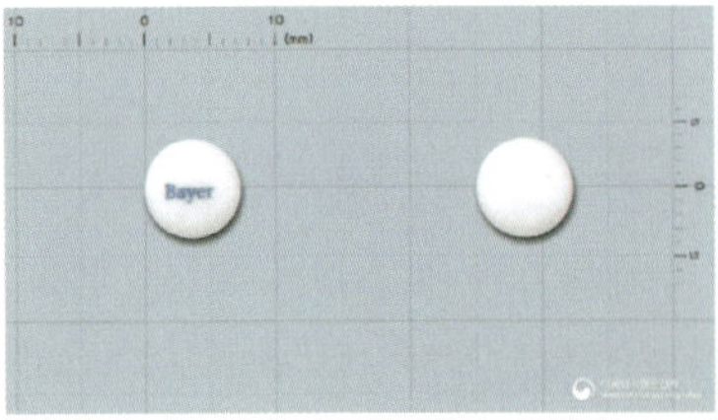

· 아스피린(아스트릭스)

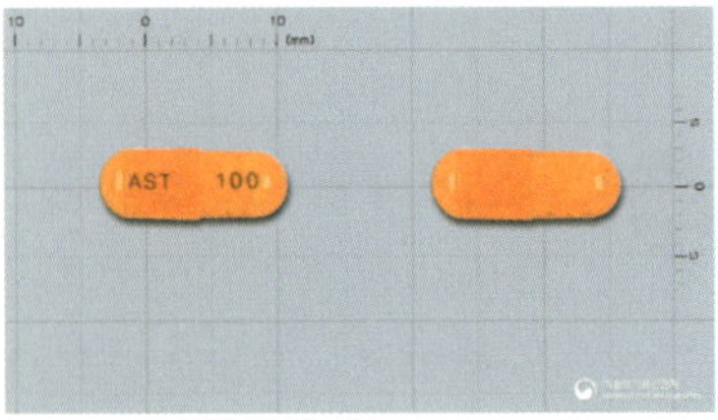

· 트리플루살(디스그렌)

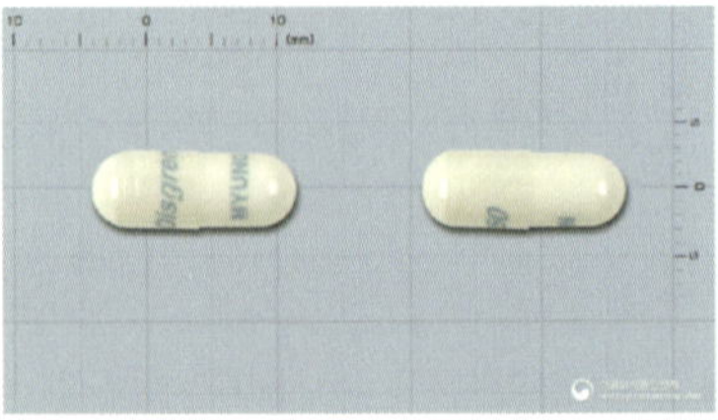

PDE 억제제

· 실로스타졸(프레탈)

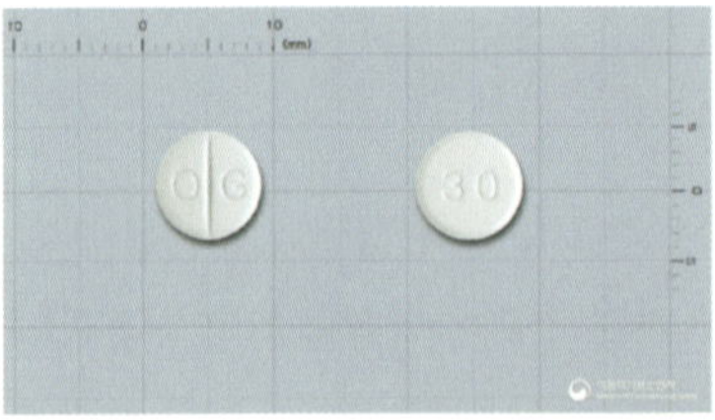

· 실로스타졸(프레탈 서방정)

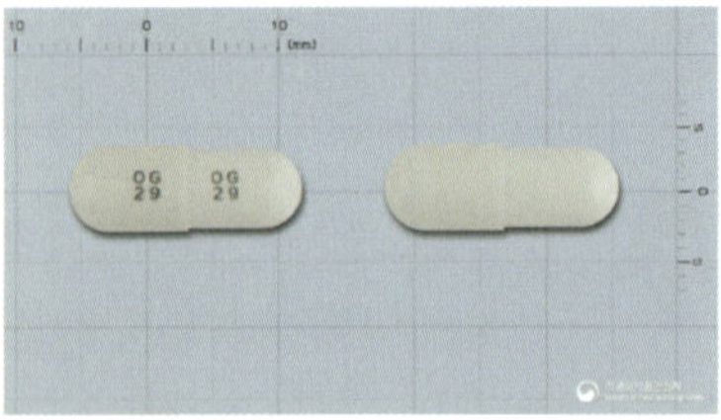

ADP 수용체 길항제

· 클로피도그렐(플라빅스)

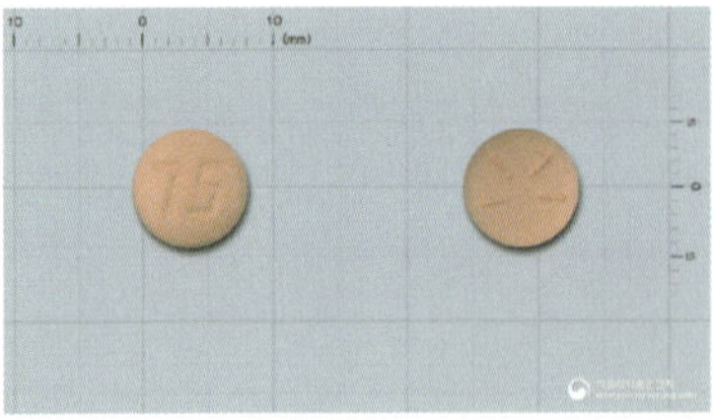

· 티클로피딘(크리드)

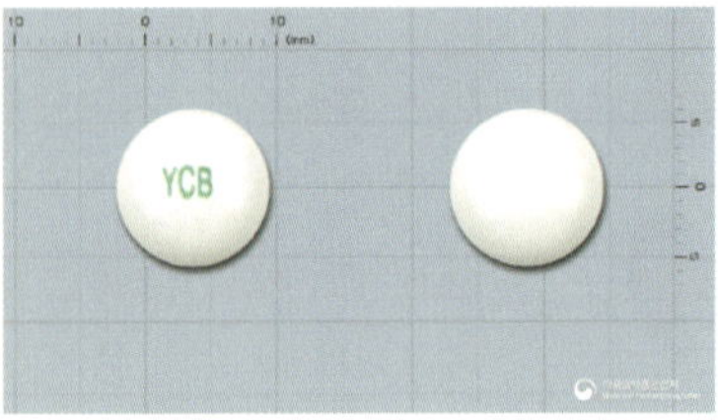

항혈소판제 복용 시의 주의 사항은 무엇인가요?

이 약들의 가장 큰 부작용은 출혈입니다. 그 외에 위장 장애, 간기능 장애 등이 있을 수 있어 주기적인 확인이 필요하기도 합니다. 대표적인 주의 사항은 다음과 같습니다.

약명	주의 사항
아스피린	위장관 출혈, 신 장애, 간 장애 등
디스그렌	신 장애, 간 장애, 출혈 주의 등
프레탈	위장관 출혈, 두통, 설사, 간기능 장애 시 주의, 심부전 시 금기 등
플라빅스	신 장애, 간 장애, 출혈 주의 등
크리드	간 장애, 혈액 관련 부작용, 설사 등

치과 치료나 수술 등 출혈이 의심될 경우에는 약을 끊으면 되나요?

만약 치과 치료, 내시경, 시술 및 수술 등으로 인해 약물 복용을 중단해야 할 경우에는 반드시 전문의와 상의해야 합니다. 임의로 중단했다가 뇌경색이 재발할 수도 있기 때문입니다.

뇌경색 증상이 사라지면 복용을 중단해도 되나요?

뇌경색으로 인한 항혈소판제 복용은 재발을 막기 위함입니다. 약물 중단으로 뇌경색이 재발할 수 있기 때문에 뇌경색 증상과 상관없이 복용하셔야 하며, 중단이나 감량 여부는 전문의의 판단에 따라야 합니다.

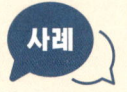

"약을 계속 먹어야 했다고요?
저 작은 알약이 중요하다고요?"

뇌경색 재발로 입원한 55세 남자 환자의 이야기입니다. 4년 전 뇌경색이 있었고 고혈압, 당뇨, 고지혈증이 모두 있었던 상태였습니다. 환자분은 4년 전에 신경과에서 아스피린을 처방받아 드시고 계셨는데 3년 전부터 외래에 방문하지 않으면서 자의로 모든 약물을 중단한 상태였습니다.

아스피린과 같은 항혈소판제 유지가 매우 중요하며 임의로 중단해서는 안 됨을 설명하자 "이 작은 알약 가지고 무슨 치료가 되요?"라며 이해하지 못하시는 모습을 보였습니다. 하지만 좁아진 뇌혈관의 재발을 막는 것에 약물의 효과가 있음을 설명하였고 퇴원 이후에도 임의로 중단하시면 안 될 것을 강조하여 설명하였습니다.

이 사례처럼 입원하여 항혈소판제나 항응고제 처방이 나서 약을 가져가면, 작은 알약이 무슨 치료를 한다고 주는 거냐며 역정을 내시는 분이 간혹 계십니다. 하지만 갈수록 뇌경색 예방약의 효과가 높아지고 있고 재발 예방 효과가 개선되고 있어서 이를 무시하시면 안 됩니다.

임의로 항혈소판제 또는 항응고제를 중단해서는 안 되며 성인병 관리를 지속하는 것이 필요합니다.

3-2) 경구 약물 치료 : 항응고제

항응고제는 무엇인가요?

항응고제는 혈액이 굳지 않게 도와주어 혈전이 생기는 것을 막아주는 약물입니다. 대표적으로 쿠마딘(와파린) 프라닥사(다비가트란), 자렐토(리바록사반), 엘리퀴스(아픽사반), 릭시아나(에독사반) 등이 있습니다.

와파린(쿠마딘)은 어떻게 복용해야 하나요?

와파린은 대부분 저녁 식사 30분 후에 드시게 되며 빠뜨리지 말고 일정한 시간에 복용해야 합니다. 자기 전에라도 생각이 나면 복용하고 주무시되, 다음 날 아침에 전날 복용하지 않은 것이 생각 난 경우라면 두 배로 드시면 안 됩니다.

와파린은 식전이나 식후와 상관없이 매일 일정한 시간에 드시는 것이 중요합니다. 약 먹는 습관이 잘 생기지 않는다면 복용할 시간을 알람으로 맞춰놓고 바로 약을 드시는 것도 약을 잊지 않고 복용하는 방법 중의 하나입니다.

와파린의 효과는 무엇인가요?

와파린은 정상 혈액보다 약 2배로 피를 묽게 만들어 혈전이 생기지 않도록 하는 역할을 합니다. 약물의 농도가 낮으면 약물의 효과가 적은 것이고, 농도가 높으면 출혈 위험성이 높아지기 때문에 적절한 수준의 약물 농도를 유지하는 것이 중요합니다.

적절한 약물 농도가 유지되고 있는지 어떻게 확인할 수 있나요?

 와파린의 치료 농도를 확인하기 위해서는 주기적으로 피검사(프로트롬빈 타임, PT-INR)를 받아서 확인해야 합니다.

 치료 농도에 따라 와파린 용량이 달라질 수 있나요?

 와파린의 치료 농도에 따라 와파린의 용량이 주기적으로 달라질 수 있습니다. 따라서 의사에게 처방받은 정확한 용량을 잘 알고 그에 맞춰 복용하는 것이 중요합니다. 임의로 용량을 늘리거나 줄이면 안 됩니다.

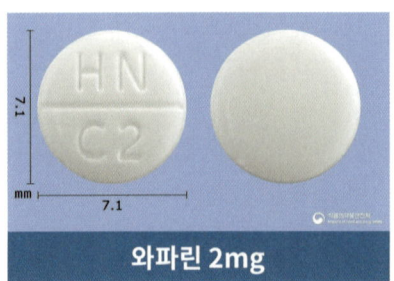

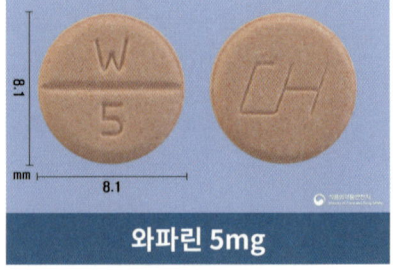

 와파린의 약물 농도를 잘 유지하려면 어떻게 해야 하나요?

 와파린은 특정 음식이나 약물과 상호작용을 합니다. 이로 인해 치료적 농도가 높아지거나 낮아질 수 있으므로 약물과 상호작용하는 음식 또는 약물에 대해 잘 이해해야 합니다.

 와파린과 상호작용하는 약물은 어떤 것이 있나요?

와파린을 복용 중인 상태에서 추가적인 약을 먹어야 할 경우에는 의사나 약사에게 와파린 복용 중이라는 사실을 반드시 밝히셔야 상호작용하는 약제의 복용을 피할 수 있습니다. 또한 의사나 약사의 확인 없이 가정상비약을 함부로 먹는 것은 와파린 약물 효과를 가감시킬 수 있으므로 주의해야 합니다.

와파린은 다른 약제와 상호작용이 많아 함께 복용 가능한 약도 많고 주의해야 할 약도 많습니다. 의사와 상담이 필요한 약은 다음과 같습니다.

해열·진통제	비스테로이드 계열의 소염 진통제
항생제	에리스로마이신, 메트로니다졸, 박트림 등
위장약	시메티딘, 오메프라졸, 트리메부틴(포리부틴) 등
기타	스테로이드

와파린과 함께 복용 가능한 약은 없나요?

다음의 약제는 와파린과 함께 복용할 수 있습니다. 단, 정해진 용량과 용법대로 드셔야 합니다.

해열·진통제	아세트아미노펜(타이레놀), 이부프로펜, 케토프로펜 파스나 연고 등
감기약	종합감기약, 액티피드, 지르텍, 슈다페드, 뮤코펙트 등
항생제	아목시실린, 유나신, 세파계 경구약
위장약	소화제, 변비약, 돔페리돈(모티리움), 라니티딘(잔탁), 파모티딘(가스터) 등
기타	항히스타민제

와파린 복용 시 섭취를 주의해야 할 음식이 있나요?

체내에 비타민K가 많아지면 와파린의 약효가 떨어집니다. 따라서 비타민K가 다량 함유된 식품의 복용은 피해야 합니다. 비타민K가 함유된 종합비타민제, 한약, 보약, 각종 건강보조식품은 드시지 않는 것이 좋습니다.

구체적으로 어떤 것이 있죠?

시중에서 구할 수 있는 비타민제 중 비타민K가 포함되었는지를 반드시 확인해야 합니다. 비타민B나 C로만 구성된 약제는 크게 문제되지 않습니다. 그 외에 홍삼 진액이나 오가피도 상호작용을 할 수 있습니다. 또한 어떤 식재료의 즙이나 달인 것에는 비타민K가 농축되어 있을 가능성이 크기 때문에 피하는 것이 좋습니다. 인삼즙, 마늘즙, 양파즙, 오가피, 약재 달인 물 등이 해당됩니다.

와파린 복용 중에 피해야 하는 음식은 무엇인가요?

와파린은 영양 상태에 따라 약물 농도가 달라집니다. 따라서 영양성분이 고른 일정한 양의 식사를 규칙적으로 하시는 것이 중요합니다. 열감기, 설사 등에 따른 영양 상태의 변화는 와파린 치료 농도에 변화를 주기도 합니다. 따라서 이러한 병에 걸렸을 때는 가급적 내과 치료를 받으면서 영양 상태를 빨리 교정하는 것이 중요하고 병원 방문 시에는 와파린 복용 중이라는 사실을 잊지 말고 얘기하셔야 합니다.

비타민K가 많이 함유된 식품으로는 녹황색 채소, 콩 제품, 육류, 식물성 기름 등이 있습니다. 이러한 것을 과도하게 섭취하면 와파린 치료 농도가 달라질 수 있습니다. 일반적인 식사에서 섭취하는 정도의 양은 문제 되지 않습니다.

비타민K가 많이 함유된 식품이 상당히 많은데 이런 것을 안 먹고 지낼 수가 있나요?

앞서 말씀드린 대로 비타민K가 많이 함유된 식품을 과도하게 먹었을 때만 문제가 됩니다.

녹황색 채소(시금치, 무청, 상추, 양상추, 양배추, 케일, 브로콜리 등)를 일정하게 섭취하는 것은 가능하되 농축된 형태인 즙, 가루 등으로는 섭취하지 않는 것이 좋습니다. 녹즙도 농축된 것이므로 드시지 말고, 녹차를 과도하게 드시면 영향을 줄 수 있으므로 제한하셔야 합니다.

콩 종류 중 청국장이나 낫또 등은 비타민K가 많으니 어쩌다 한 번 정도 드시는 것이 좋으며 된장, 두부, 콩밥, 두유 등은 일반적인 식사량으로는 드셔도 됩니다.

육류(소고기, 소간, 돼지 간 등)도 일반적인 식사량으로는 섭취해도 무방하지만 선지를 자주 섭취하는 것은 제한해야 합니다. 식물성 기름(대두유, 올리브유 등)도 식사에 들어가는 정도의 양은 괜찮습니다.

술은 와파린과 상호작용하지 않나요?

술도 와파린의 약물 효과에 영향을 줄 수 있기 때문에 피해야 합니다.

이런 음식은 아예 안 먹을수록 안전하겠네요.

간혹 이런 정보를 잘못 이해하여 상호작용할 수 있는 음식을 전혀 드시지 않아 영양 불균형으로 교정 치료를 받으시는 분이 있습니다. 와파린을 복용 중이라고 해서 무조건 섭취량을 극단적으로 줄이거나 제한하지 마시고 다양한 음식 섭취를 통해 균형있는 식사를 유지하셔야 합니다.

와파린의 이상 반응은 무엇인가요?

와파린은 출혈 위험성을 가장 주의해야 합니다. 출혈 징후가 있을 때는 응급실이나 당일 외래를 방문해야 합니다. 다니시던 병원에서만 확인할 필요는 없고, 피검사 확인이 가능한 가까운 병원에서 와파린 치료 농도를 확인하는 것이 우선되어야 합니다.

와파린을 먹으면 지혈이 아예 안 되는 건가요?

아닙니다. 지혈은 되나 이전보다는 시간이 조금 더 걸릴 수 있는 정도입니다. 하지만 개인에 따라 지혈 시간이 오래 걸린다면 전문의와 상담을 통해 약물 용량을 조절할 필요가 있습니다.

어떤 경우를 지혈 시간이 지연된 것으로 보고 병원에 가 봐야 할까요?

다음과 같은 경우입니다.

- **와파린 복용 중 출혈 위험성이 있는 증상**
  - 손상된 부위에 피가 쉽게 멈추지 않을 때
  - 잇몸 출혈이나 코피가 반복되거나 멈추지 않을 때
  - 생리의 양이 심해질 때
  - 특별한 타박상 없이 피멍이 계속 생기거나 피멍의 색이 점점 진해질 때
  - 소변에서 피가 나오는 경우
  - 대변이 붉거나 검은색일 때 등

출혈이 되는 경향이 있는 약이라면 일상생활에서도 주의가 필요하겠어요. 어떤 것을 주의해야하나요?

일단 피가 묽어져 있기 때문에 평소에 넘어지거나 다치면 지혈이 잘되지 않을 수 있으므로 주의해야 합니다. 특히 가위나 칼 같은 날카로운 물건을 다룰 때 더 주의를 기울여야 합니다. 양치를 할 때도 가능한 미세모 칫솔을 사용하여 잇몸 출혈을 예방하는 것이 좋고 전기면도기를 사용하는 것이 출혈 예방에 도움이 될 수 있습니다.

또한 치질이 있는 경우, 심한 변비로 인해 출혈이 심해질 수 있으므로 섬유소와 수분을 많이 섭취하여 변비를 예방하는 것이 좋습니다.

가끔 병원에서 검사를 하려면 피가 묽어지는 약을 중단해야 하던데 와파린도 중단해야 하는 건가요?

만약 치과 치료, 내시경, 또는 수술 등을 해야 하면 치료 과정에서 발생할 수 있는 출혈을 예방해야 하기 때문에 와파린을 5일 정도 중단해야 하는 경우가 생깁니다. 이때 임의로 와파린을 중단하면 그로 인해 혈전이 발생하여 뇌경색이 재발할 수도 있습니다. 와파린의 잠시 중단 여부는 사람에 따라, 질환의 상태에 따라 다르기 때문에 반드시 전문의의 진료를 받아 위험성 여부를 확인해야 합니다. 치과 치료나 내시경 시의 치료 및 시술 방법에 따라 와파린을 복용하면서도 시행할 수 있는 경우도 있으니 치료를 무조건 거부하지 마시고 반드시 전문의와 상담하시기 바랍니다.

와파린을 복용할 때 출혈 이외에 조심해야 할 것이 있을까요?

음주, 흡연을 피하는 것이 필요하고 다른 진료를 받는 경우에는 반드시 와파린 복용 중임을 의사나 약사에게 알리셔야 합니다. 그 외에 주의해야 할 것으로는 다음과 같은 사항이 있습니다.

- **와파린 복용 시 주의 사항**
  - 음주, 흡연 피하기
  - 다른 진료를 받는 경우에는 반드시 와파린 복용 중임을 의사나 약사에게 알리기
  - 응급 상황에 대비하여 신분증이나 휴대폰에 와파린 복용 중임을 표시해 두기
  - 장기간 여행할 경우에는 약이 부족하지 않도록 여유 있게 챙기기
  - 임신 계획이 있거나 와파린 복용 중에 임신하면 즉시 의료진과 상의하기

침 치료를 받아도 되나요?

침이나 부항 등의 처치는 지혈이 잘 안 될 수 있으므로 반드시 의사와 상의하여 진행하는 것이 안전합니다.

이렇게 까다로운 와파린을 꼭 먹어야 하나요?

 사람에 따라 와파린을 먹어야 혈전 예방이 되는 경우가 있습니다. 전문의의 처방에 따라 반드시 복용해야 추가적인 혈전 발생을 막을 수 있습니다.

 와파린의 약물 치료 농도(PT-INR)를 피검사를 하지 않고 집에서 확인할 수 있는 방법이 있나요?

 약물 치료 농도는 피검사를 하지 않고는 알 수가 없습니다. 몸으로 느끼는 상태로는 정확히 판단할 수 없으니 주기적인 내원 및 피검사를 하는 것이 중요합니다. 최근에는 가정용 PT-INR 측정기가 출시되어서 집에서도 확인할 수 있습니다. 치료 농도의 기준은 환자마다 조금씩 다를 수 있으니 전문의에게 직접 확인하시고 치료 농도가 목표 기준에서 벗어날 경우에는 와파린 용량을 조절하기 위한 상담 연락처를 알아두시면 좋습니다.

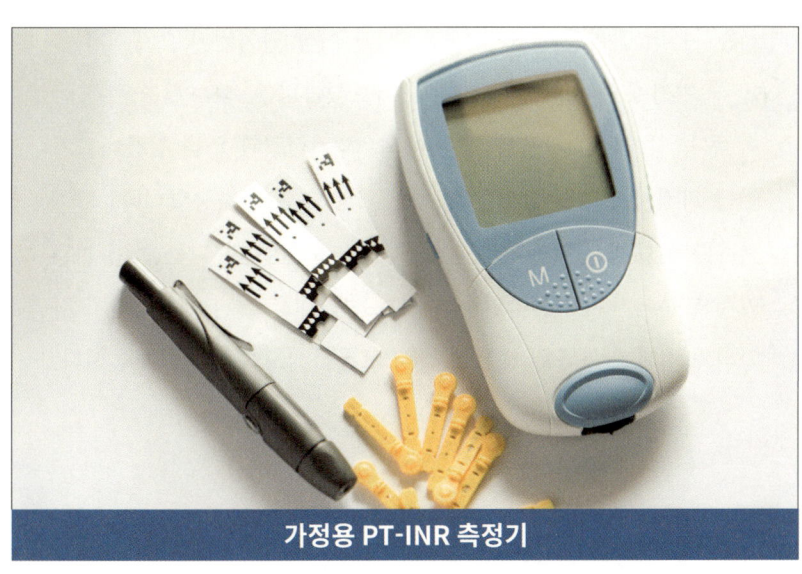

가정용 PT-INR 측정기

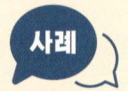

"와파린 먹는 사람인데
왜 요즘 잇몸에서 피가 나는지 모르겠어요."

　뇌경색으로 와파린을 복용하며 퇴원한 53세 남자 환자의 이야기입니다. 퇴원 후 병원으로 전화 문의가 왔습니다. 퇴원한 지 3~4일 후부터 양치만 하면 잇몸에서 피가 난다는 내용이었습니다. 피가 멈추기는 하지만 안 나던 잇몸 출혈이 생겨서 상담 전화를 하신 것입니다.

　와파린을 복용하는 경우, 일반 환자보다 피가 약 2배 묽기 때문에 잇몸 출혈이 평소보다 잘 나타날 수는 있습니다. 하지만 없던 잇몸 출혈이 연속적으로 발생하고 있다고 하니 피검사로 와파린 치료 농도를 확인해 보는 것이 필요한 상태였습니다.

　환자분의 집은 본원에서 차로 4시간 이상 떨어진 곳으로 피검사를 꼭 여기에 와서 해야 하는지 물어보셨습니다. 와파린 조절은 굳이 큰 병원에서만 가능한 것은 아닙니다. 신경과 또는 심장내과가 있는 피검사가 가능한 병원에서는 거의 조절이 가능합니다. 그래서 환자분에게 지역에서 와파린 치료 농도 검사가 되는 곳이 어디인지를 문의하여 1차 확인을 하시도록 안내하고 피검사 결과가 확인되기 전까지 와파린 복용을 잠시 보류하시도록 설명하였습니다.

잠시 뒤 환자분에게 연락이 왔습니다. 지역 병원에서 검사한 피검사(프로트롬빈 타임, PT-INR)가 정상 치료 범주(대개 2.0~3.0)를 벗어나 9.0으로 나왔다는 것입니다. 환자분은 바로 전문의와 상의하였고 와파린을 중단하고 수일 이내 외래에 방문하여 와파린 용량을 재조정받으셨습니다.

와파린을 드시는 분은 출혈 여부를 민감하게 확인하셔야 합니다. 와파린의 치료적 혈중 농도는 반드시 피검사로만 확인이 가능하기 때문에 큰 병원에 오는 날까지 기다리지 마시고 인근 병원에서 빠른 시일 내에 확인하고 관리하는 것이 중요합니다.

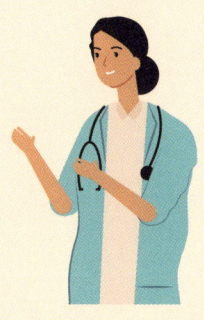

와파린 말고 다른 항응고제는 없나요?

 와파린 이외에 프라닥사, 자렐토, 엘리퀴스, 릭시아나가 있습니다. 이는 현재, 심장부정맥으로 인한 뇌경색 중 판막에 문제가 없는 경우에만 투약할 수 있습니다. 그 외에도 심부정맥혈전증이 동반되었을 경우 등에도 사용하는 경우가 있습니다.

 이런 약들의 효과는 무엇인가요?

 이 약들도 와파린처럼 피를 묽게 하여 혈전의 생성을 막아줍니다.

 피를 묽게 해주는 약이니까 주의가 필요하겠군요.

 항응고제는 피를 묽게 하는 역할을 하다 보니 공통적으로 출혈을 조심해야 합니다. 또한 약물의 반감기가 길지 않아 약 복용을 빠뜨리면 약효가 빨리 떨어지는 경향이 있습니다. 따라서 정확한 복용 시간에 약을 잘 드시는 것이 중요합니다. 대표적인 성분으로는 다비가트란(Dabigatran), 리바록사반(Rivaroxaban), 아픽사반(Apixaban), 에독사반(Edoxaban) 등이 있으며 약에 따른 대표적인 주의 사항은 다음과 같습니다.

프라닥사(다비가트란)	자렐토(리바록사반)

• 용량 : 110/150mg
• 주의사항
  - 출혈 주의
  - 신기능 저하
  - 캡슐을 열어 복용하면 안 됨
  - 소화 기능 장애
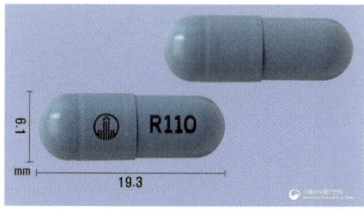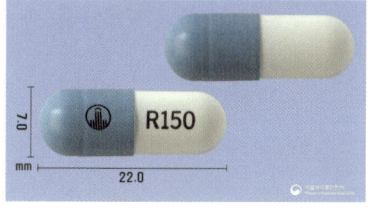
	• 용량 : 10/15/20mg
	• 주의사항
	  - 출혈 주의
	  - 신기능 저하
	  - 고용량의 경우, 식사와 함께 복용
	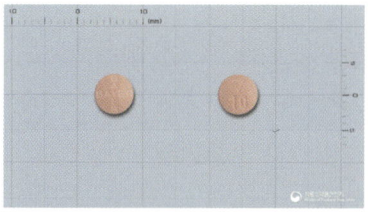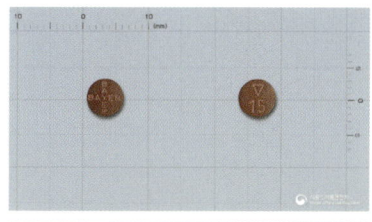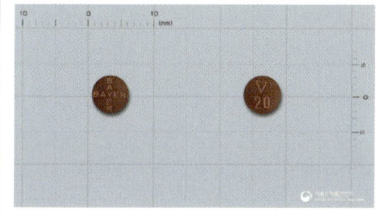

엘리퀴스(아픽사반)	릭시아나(에독사반)

• 용량 : 2.5/5mg
• 주의사항
  - 출혈 주의
  - 신기능 저하
	• 용량 : 15/30/60mg
	• 주의사항
	  - 출혈 주의
	  - 신기능 저하

와파린과 마찬가지로 치과 치료나 내시경 등을 하기 전에 섭취를 중단해야 하죠?

네. 와파린에 비해 약물 반감기가 짧아서 중단 시기도 비교적 짧습니다. 치과 치료, 내시경, 시술 및 수술 등 출혈 가능성이 있는 경우 약물 중단 기간은 약제 및 환자의 상태에 따라 달라질 수 있습니다. 이러한 치료 후는 가급적 빠르게 약물을 다시 복용해야 합니다. 임의로 약물을 중단하게 되면 혈전 생성의 위험이 있으므로 반드시 전문의와 상의해서 결정하셔야 합니다.

4-1) 검사 : 영상검사

뇌경색을 확인하려면 어떤 검사를 하게 되나요?

뇌경색은 CT나 MR 검사를 시행해서 확인할 수 있습니다. 뇌졸중 증상이 의심될 때 뇌출혈인지 뇌경색인지 감별하기 위해 두 가지 영상 검사가 사용되기도 합니다. CT는 검사 시간이 짧고 뇌출혈 여부를 쉽게 파악할 수 있어 초기에 우선적으로 시행되는 검사입니다. 또한, 폐쇄공포증, 인공심박동기 등으로 MR 촬영이 어려울 때 사용될 수 있습니다. CT에서 뇌출혈이 아니라면 MR로 뇌경색 손상 정도, 혈류 상태, 혈관 상태 등을 평가하여 초기 치료를 결정하기도 합니다.

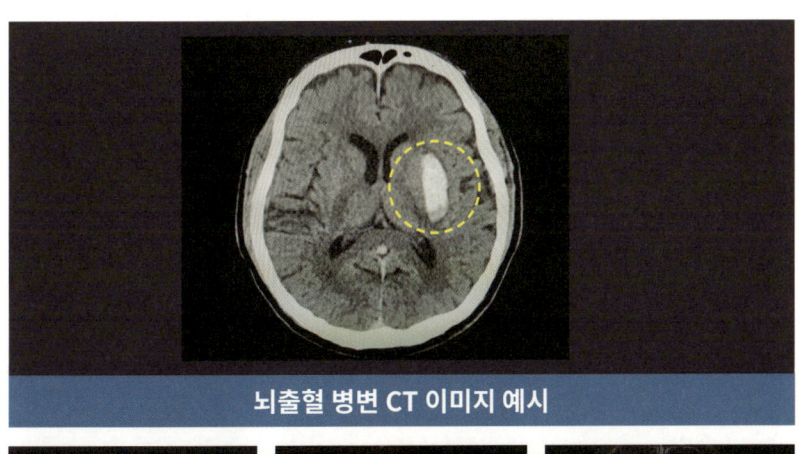
뇌출혈 병변 CT 이미지 예시

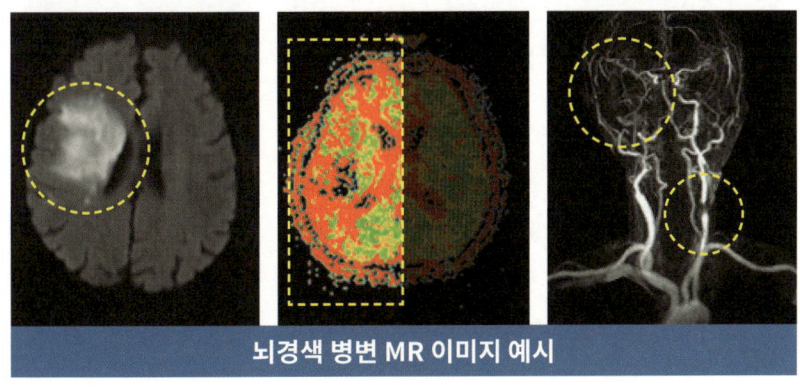
뇌경색 병변 MR 이미지 예시

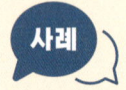

"아스피린만 주시고 그냥 옛날 방식으로 치료해 주세요"

응급실에 방문한 78세 남자 환자의 이야기입니다. 오른쪽 팔다리 마비가 와서 급성기 뇌경색이 의심되는 상태였습니다.

이분은 MR을 촬영하여 뇌손상 여부, 뇌혈관 상태 등에 대한 확인이 필요하였습니다. 하지만 환자분은 옛날 방식으로 먹는 약만 주면 퇴원하겠다며 응급실에서 모든 치료를 거부하셨습니다.

결국 CT나 MR 촬영을 거부해서 정확한 약물 투약을 받지 못한 채 자의 퇴원하셨습니다.

뇌졸중이 의심될 경우, CT 또는 MR 결과를 확인하는 것은 매우 중요합니다. 뇌손상의 위치와 크기, 뇌혈관의 상태, 뇌혈류 상태 등을 확인해야 적절한 약제를 결정할 수 있고 혈전용해제 또는 응급 시술 등에 대한 결정을 할 수 있기 때문입니다.

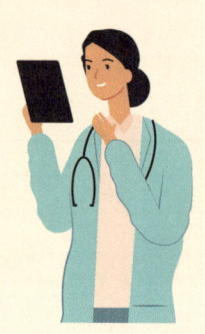

MR은 한 번만 찍으면 되나요?

뇌혈관이 재개통되는지 확인이 필요하거나 뇌경색이 더 악화되지는 않았는지를 확인하기 위해 경우에 따라서는 입원 이후 추가 촬영을 할 수도 있습니다. 급성기 뇌경색은 증상 악화가 생길 수 있어 이러한 경우에도 추가 MR을 찍기도 합니다.

저희 아버지는 응급실에서 MR을 찍었는데 뇌혈관 조영술도 해야 한다고 합니다. 뇌혈관 조영술은 어떤 검사인데 추가로 검사해야 하는 건가요?

MR에서도 뇌혈관을 볼 수 있지만 경우에 따라 좀 더 상세하게 뇌혈관 상태 확인이 필요한 경우가 있습니다. 이를 가장 정확하게 확인할 수 있는 검사가 뇌혈관 조영술입니다.

뇌혈관 조영술은 어떤 경우에 하게 되나요?

주로 뇌혈관 시술 가능성이 있는 경우에 시행합니다. 그 외에 뇌동맥 기형, 모야모야병, 뇌혈관 박리, 뇌혈관염, 뇌동맥류, 뇌정맥혈전증 등에 대한 정확한 확인이 필요한 경우에도 합니다.

뇌혈관 조영술은 어떻게 하나요?

뇌혈관 조영술은 주로 환자의 대퇴동맥(주로 오른쪽)을 통해 가는 다란 관을 넣고 조영제를 주입해서 뇌혈관을 엑스레이를 통해 직접 확인하는 영상 검사입니다. 검사 전후 준비 사항은 시행하는 병원에 따라 다를 수 있지만 대개 다음과 같습니다.

검사 전 준비 사항	• 약 6시간 금식합니다. • 피검사, 심전도, X-ray 등의 검사가 선행됩니다. • 동의서를 작성합니다. 신질환, 약물이나 조영제에 대한 과민반응, 출혈성 소인이 있는 경우 등은 의사와 사전에 상의합니다. • 대퇴동맥으로 검사하기 위해 서혜부(사타구니)를 제모합니다. • 양쪽 발등에 맥박이 뛰는 곳을 표시합니다. • 검사 전 정맥 주사를 잡습니다. • 검사용 속옷와 환의를 입습니다.
검사 과정	• 서혜부 주위를 국소 마취한 뒤 1cm 이내로 절개해 유도관을 삽입합니다. • 유도관을 따라 카테터를 삽입한 후 조영제를 주입하며 엑스레이 촬영을 합니다. 대개 30분~1시간이 소요됩니다. • 검사가 끝나면 삽입 부위를 지혈한 후 지혈밴드와 지혈용 압박 밴드로 처치한 후 병실로 이동합니다.
검사 후 주의 사항	• 검사 후 2시간이 지난 다음에 수분 및 음식을 섭취할 것을 권장합니다. • 지혈용 압박 밴드를 3시간 정도 서혜부에 착용하며 검사를 시행한 다리는 펴고 있어야 합니다. 지혈이 잘되지 않으면 출혈 및 혈종이 발생할 수 있기 때문입니다. • 지혈밴드는 약 24시간 이후에 제거합니다. (금식 및 지혈 시간은 상황에 따라 달라질 수 있습니다.)

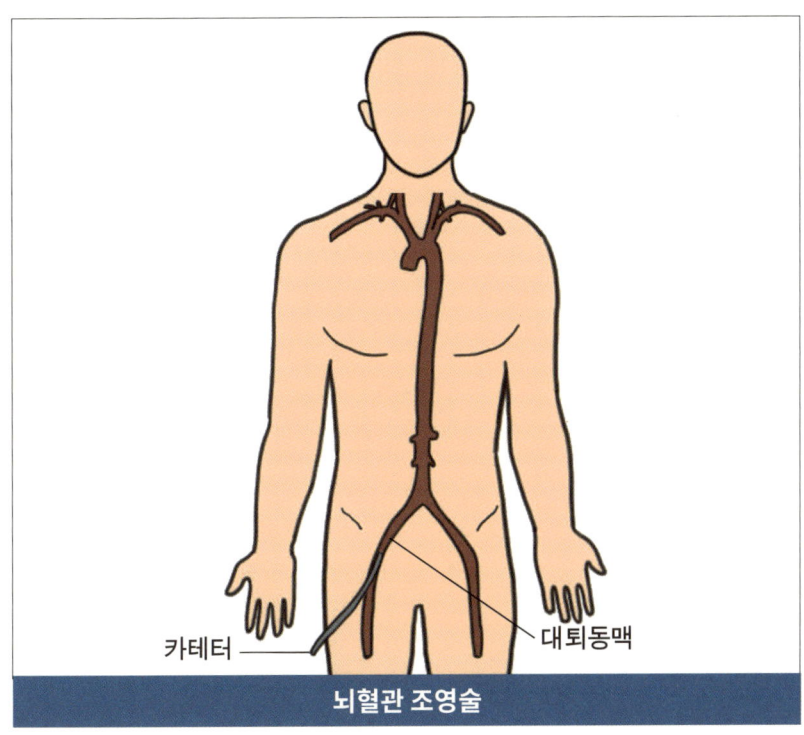

카테터 대퇴동맥

뇌혈관 조영술

4-2) 검사 : 심장 관련 검사

 뇌에 문제가 있어서 입원했는데 심장 검사를 한다고 들었어요. 심장 검사는 왜 해야 하나요?

 뇌혈관과 심장 혈관은 연결되어 있습니다. 심장에 문제가 있으면 혈전이 잘 생성이 될 수 있는데, 이렇게 생성된 혈전이 뇌혈관을 막으면 뇌경색이 됩니다. 따라서 심장 문제로 인한 뇌경색 여부를 확인하여 관리하기 위해 심장 검사를 합니다.

특히 심방세동, 류머티즘성 심장 판막질환, 급성심근경색 또는 난원공 개존증 등이 뇌경색에 영향을 줍니다. 심장 검사 결과에 따라 환자에게 적절한 뇌경색 예방약이 결정됩니다.

이러한 심장 문제가 각각 어떤 이유로 뇌경색을 일으키는지 궁금해요.

먼저, 심방세동에 대해서 알아보겠습니다. 심장부정맥이란 심장이 불규칙적으로 뛰는 것으로 부정맥 중 심방세동이 혈전 생성에 가상 영향을 줍니다.

정상적으로는 심방의 특정 부위에서만 전기 신호가 만들어져야 합니다. 이러한 전기 신호가 심방의 여기저기서 만들어지면서 심방의 기능이 저하되는 것이 심방세동입니다. 무수히 많이 발생하는 전기 신호로 인해 심방이 힘주어 짜지 못하고 파르르 떨리면서 효과적으로 짜주지 못하는 것입니다. 이런 경우 심방에서 혈전이 만들어질 수 있으며, 이 혈전이 대동맥을 통해 뇌혈관으로 올라가면 뇌경색이 됩니다.

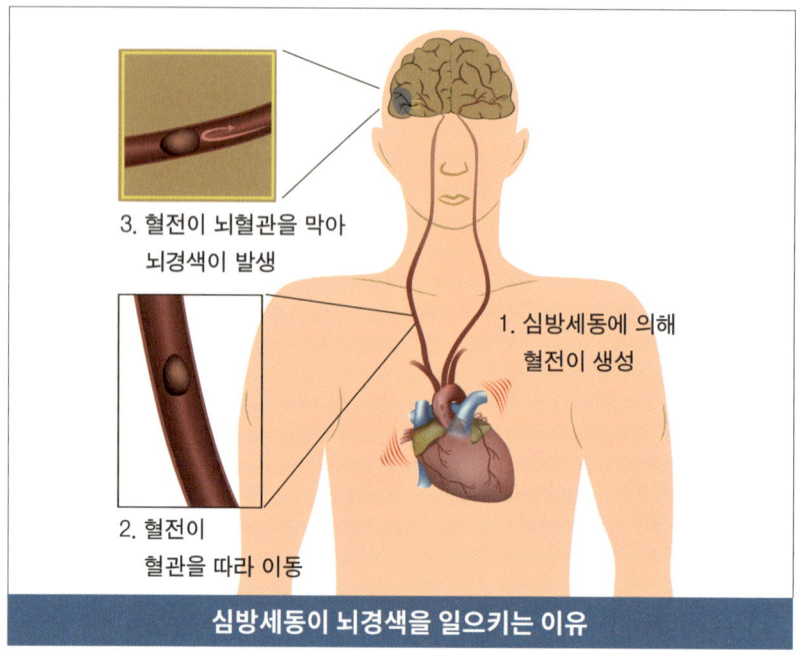
심방세동이 뇌경색을 일으키는 이유

류머티즘성 심장질환은 류머티즘열이라는 질환에 의하여 심장 판막에 염증이 생기는 것입니다. 이러한 판막 손상은 심부전 또는 심방세동을 일으켜 뇌경색의 원인이 될 수 있습니다.

 심근경색이나 난원공 개존증은 어떻게 뇌경색을 일으킬 수 있나요?

 심근경색은 심장 근육에 혈액을 공급하는 혈관인 관상동맥에 혈전이 생겨 심근에 혈류가 공급되지 않는 질환입니다. 심근이 혈류를 공급받지 못해 허혈 및 괴사가 되면서 심장에서 짜주는 힘이 원활하지 않아 혈전이 발생하게 됩니다.

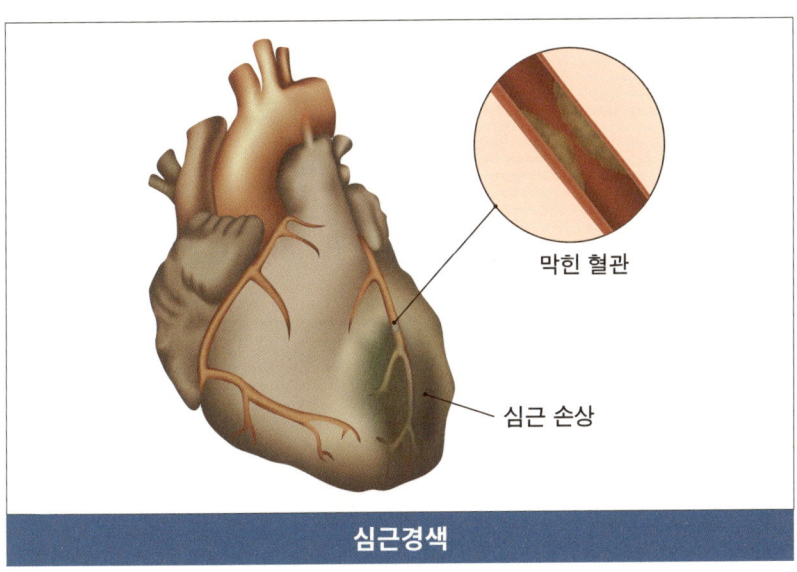

심근경색

출생 직후에는 우심방과 좌심방 사이에 난원공이라는 구멍이 있는데, 이것은 폐 호흡이 시작되면서 저절로 막힙니다. 그러나 어떠한 원인에 의해 난원공이 막히지 않는 경우를 난원공 개존증이라고 하며 이는 일반인의 약 25%에서 나타납니다. 난원공 개존증이 있는 경우에는 몸에서 만들어진 혈전이 난원공을 통해 뇌혈관으로 올라가 뇌경색이 유발되는 경우가 간혹 있습니다.

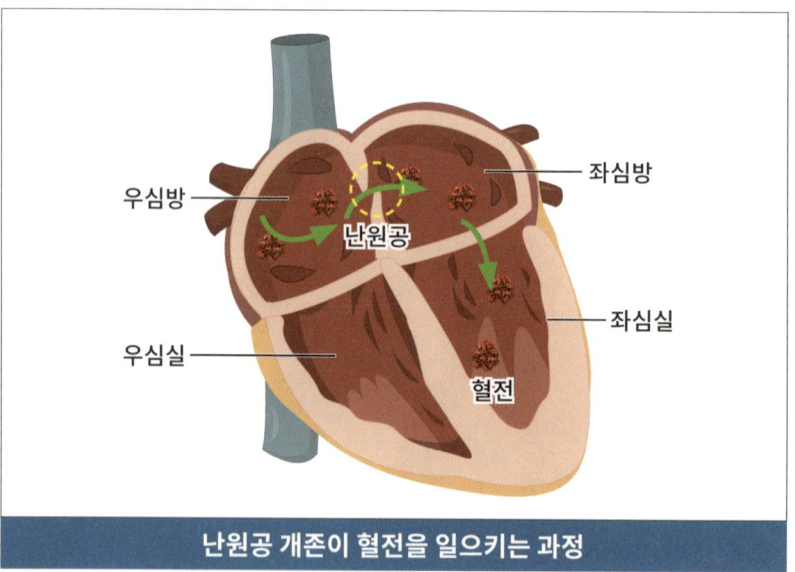

난원공 개존이 혈전을 일으키는 과정

이러한 심장 문제를 찾아내기 위해 어떤 심장 검사를 하게 되나요?

심장 검사는 크게 심전도, 24시간 홀터검사, 심장초음파, 경식도 심장초음파, 뇌혈류미세색전검사 등을 생각할 수 있습니다.

먼저, 심전도검사는 대개 응급실에 내원하였을 때 바로 촬영하게 됩니다. 검사의 목적은 심장부정맥, 심근경색 등의 비정상적인 심전도 리듬을 파악하여 뇌경색에 영향을 미치는 질환이 없는지를 감별하기 위함입니다.

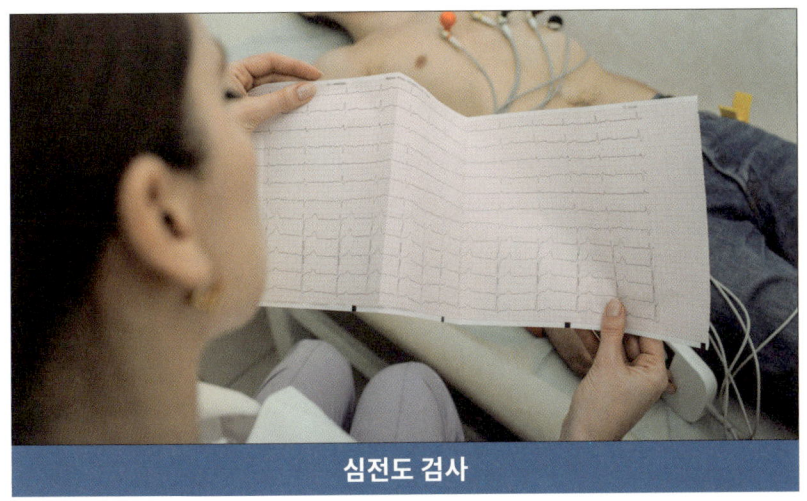

심전도 검사

 24시간 홀터 검사는 작은 심전도 기계를 몸에 부착한 후, 24시간 정도 일상생활을 하면서 부정맥 등이 나타나지 않는지를 모니터링하는 것입니다. 일시적으로 발생하는 부정맥이 의심되는 경우에 시행하기도 합니다. 검사에서 부정맥이 발견되지 않으면 24시간 홀터 검사를 반복하여 시행하기도 합니다.

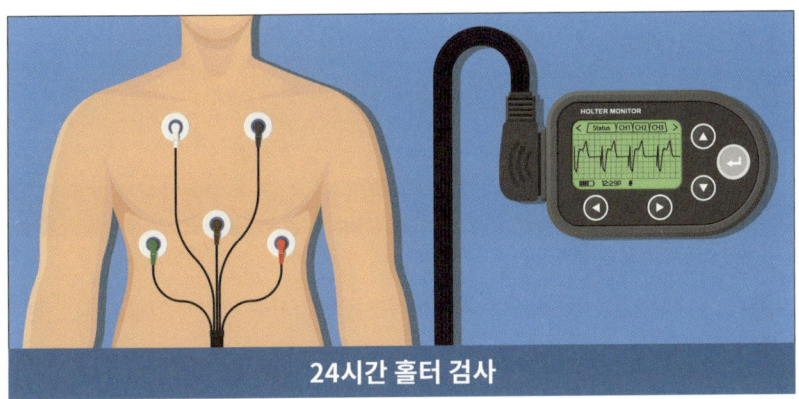

24시간 홀터 검사

심장초음파는 심전도 검사와 어떻게 다른 검사인가요?

 심장초음파는 심장의 내부를 초음파로 관찰하여 심장의 구조를 확인하고 혈류 기능을 평가하는 검사입니다.

이를 시행하는 가장 중요한 목적은 심장 내부의 혈전 여부를 확인하는 것입니다. 또한 심부정맥 여부, 심장 및 대동맥 혈관의 선천성 기형, 심장 근육 비대, 심근 움직임의 이상, 판막 상태 등을 확인할 수 있습니다.

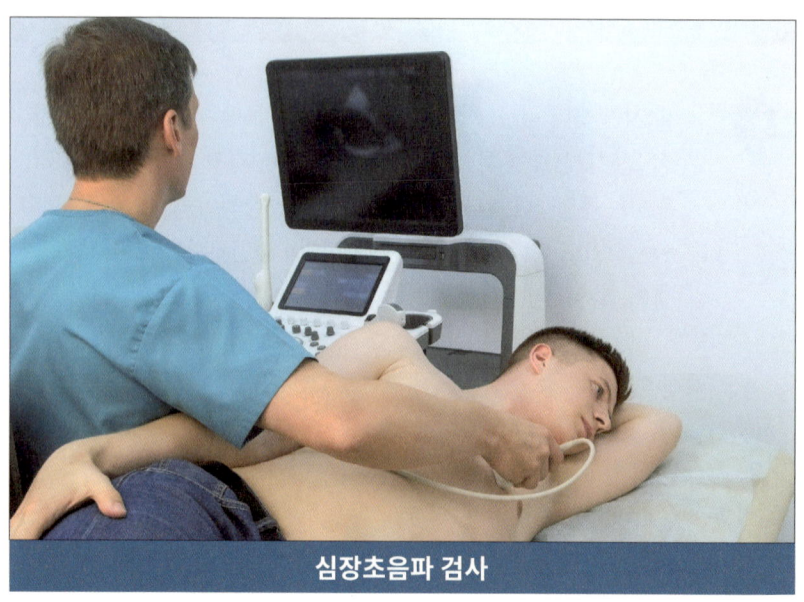

심장초음파 검사

 내시경하는 것처럼 하는 심장초음파 검사도 있던데 일반 심장초음파 검사와는 어떤 차이가 있나요?

그 검사는 경식도 초음파 검사라고 합니다. 심장과 가깝게 위치한 식도에서 초음파를 시행해 심장의 구조를 자세히 확인하는 방법으로 위 내시경을 할 때처럼 금식이 필요합니다. 심장의 판막, 난원공 여부, 대동맥 질환, 심내막염, 심근증 등을 자세히 확인하기 위해서 경식도 심장초음파를 시행하는 경우도 있습니다.

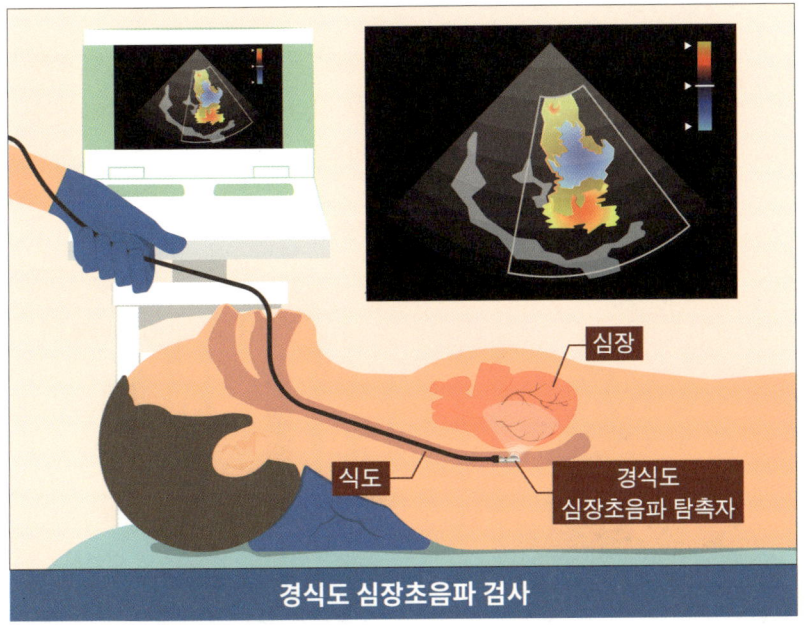

경식도 심장초음파 검사

그 외에도 뇌혈류미세색전검사를 시행할 수 있는데, 뇌혈류미세색전검사는 심장에 있는 난원공 여부 등을 확인할 때 시행합니다. 정맥에 생리식염수를 연결하며 검사실에서 인위적으로 미세공기를 만들어 주입하면서 뇌혈류에 변화가 있는지를 초음파로 확인합니다.

이 외에 추가로 받아야 하는 검사가 있나요?

심장이 원인이 되는 뇌경색이 강하게 의심되나 앞서 설명한 검사들에서 문제가 발견되지 않으면 부정맥을 좀 더 정확히 발견하기 위해 환자에 따라 '이식형 심장리듬 모니터(루프레코더) 삽입술'을 시행하기도 합니다.

이식형 심장리듬 모니터 삽입술은 작은 건전지 정도 크기의 루프레코더 기계를 심장 앞쪽 피하에 삽입하는 방법입니다. 이 기계를 통하여 최대 3년까지 심장 리듬을 주기적으로 외래에서 확인하게 됩니다.

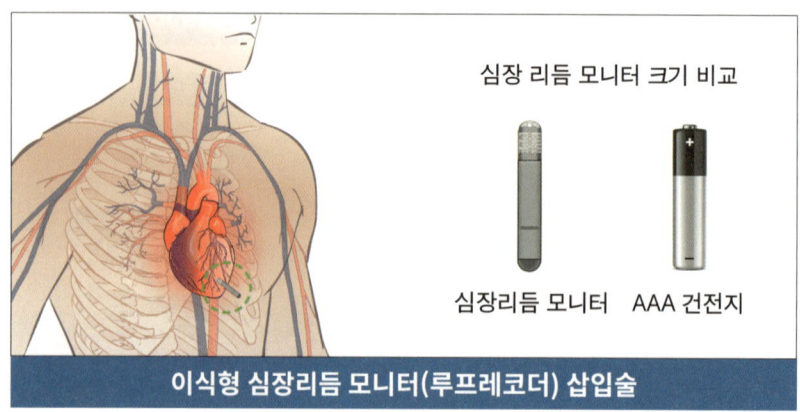
이식형 심장리듬 모니터(루프레코더) 삽입술

다음은 이식형 심장리듬 모니터 삽입술의 시술 과정 및 주의 사항입니다.

시술 전 주의 사항	• 대개 4시간 정도 금식합니다. • 시술 전 수액을 주입합니다.
시술 과정	• 이식 부위에 국소 마취를 시행하고 피부를 1cm 정도 절개합니다. • 피부 아래에 심장리듬 모니터 기계를 삽입한 후 피부를 봉합합니다.
소요 시간	15~20분
시술 후 주의 사항	• 시술 직후에도 식사가 가능합니다. • 시술 후 실밥 또는 상처 관리를 시행합니다. • 실밥 제거 전까지 통목욕을 제한합니다.

전기 제품이 몸 안에 들어가는 건데 일상생활에 지장은 없나요?

일상생활에서 크게 제한이 되는 부분은 없습니다. 스마트폰, 노트북, 컴퓨터, TV 등의 전기제품과는 최소 15cm 정도의 거리를 유지하면 되며 생활 가전 대부분의 사용이 가능합니다.

공항 검색대 통과 시에는 루프레코더를 삽입하였다는 소견서 또는 ID 카드를 지참하면 됩니다. 또한 MR 검사는 의료진의 확인이 필요하지만 대부분 가능합니다.

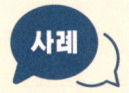

"난 뇌가 아파서 왔는데 심장 검사는 대체 왜 하라는 거요?"

뇌경색으로 입원한 55세 남자 환자의 이야기입니다. 뇌경색이 발생한 부위는 뇌의 여러 군데에 퍼져 있는 모양으로 심장에서의 혈전 발생이 강하게 의심되는 상황이었습니다. 하지만 환자분은 뇌경색으로 입원했는데 심장과 관련된 심장초음파, 24시간 심전도 검사 등을 해야 하는 것을 이해하기 어려워하면서 퇴원 후에 검사 받겠다며 빠른 퇴원을 원하셨습니다.

뇌혈관과 심장 혈관은 서로 연결되어 있기 때문에 따로 생각할 수가 없습니다. 더욱이 심장이 원인으로 의심되는 경우에는 정밀 검사를 시행하는 것이 발견에 도움 될 수 있습니다. 심장이 원인으로 판명되면 항혈소판제가 아닌 항응고제로 약제를 전환해야 재발 예방 효과도 높아지기 때문에 이는 매우 중요한 검사 과정이라 할 수 있습니다.

환자분께 이러한 이유를 설명하여 설득하였고, 수일에 걸친 심장 검사에서 부정맥이 발견되어 항응고제 처방을 받아 퇴원하시게 되었습니다.

4-3) 검사 : 혈액검사

입원해서 피검사를 했어요. 여러 검사를 하던데 무엇을 확인하는 건가요?

뇌경색으로 입원 시 주로 확인하는 피검사는 전혈 수치, 항응고 수치, 고지혈증 수치, 전해질 수치, 염증 수치, 심장효소 수치 검사 그리고 갑상샘 기능 검사, 당뇨 검사, 매독 검사, 간염 여부 검사 등을 주로 시행합니다. 때에 따라 혈관염 검사, 유전자 검사 등도 합니다. 성인병 관리와 연관성이 있는 질환으로 검사를 통해 확인해요.

검사 종류	목적
전혈 수치	• 빈혈 또는 백혈구 수치 증가로 인한 상태 확인 • 혈소판 수치를 통해 항혈소판제·항응고제 사용 시 안전성 여부 확인
항응고 수치	• 항혈소판제 또는 항응고제 복용 시 안전성 여부를 확인
고지혈증 수치	• 고지혈증 또는 동맥경화 예방을 위해 확인
전해질 수치	• 전해질 불균형 여부로 인한 기타 증상 감별 • 신장 기능 수치에 따른 약제 조절
염증 수치	• 염증 반응으로 인한 2차적인 증상 예방
심장 효소 수치	• 심장 상태에 따른 뇌경색 원인 감별 • 수액 사용 시 안전성 여부 확인
갑상샘 기능 수치	• 갑상샘호르몬 변화로 인한 2차적인 증상 예방
당뇨 검사	• 당뇨 조절 여부를 통한 2차적 증상 관리
매독 검사	• 감염 여부를 통한 뇌경색 원인 감별 및 예방
간염 여부	• 간염 상태를 통한 2차적 증상 예방
소변 검사	• 소변균 확인, 잠혈 확인 등을 통해 2차적 증상 예방 및 뇌경색 약제 복용 안전성 여부 확인
대변 검사	• 잠혈 여부를 확인하여 뇌경색 약제 복용 안전성 여부에 참고

2. 뇌출혈 치료

뇌출혈일 때는 어떤 치료를 하나요?

뇌출혈은 혈관이 막히는 뇌경색과 반대로 뇌혈관이 터져서 출혈이 생긴 상태를 말합니다. 따라서 추가적인 출혈이나 뇌부종을 막기 위해 혈압을 낮추는 약물 치료가 우선입니다. 뇌혈관이 터진 원인을 찾는 검사를 시행해 그 원인에 맞는 치료를 합니다. 필요에 따라 수술적 치료를 할 수도 있습니다.

뇌출혈이 오면 어떤 검사를 받나요?

뇌출혈이 발생한 초기에는 CT 촬영으로 뇌출혈의 크기와 위치, 뇌혈관 상태 등을 확인합니다. 그 외의 검사로는 뇌혈관 조영술을 시행하여 뇌동맥류 등은 없었는지 등을 확인할 수 있습니다. 뇌출혈 크기가 큰 경우에는 진행 여부를 비교하기 위해 수일에 한 번씩 CT를 촬영하기도 합니다.

뇌출혈이면 혈압이 높으면 안 된다고 하던데 혈압을 낮추는 치료는 어떻게 하나요?

뇌출혈 대부분의 원인은 고혈압입니다. 따라서 혈압을 높지 않게 (대부분 수축기혈압 140mmHg 미만을 목표) 유지하는 것이 중요합니다. 환자에 따라 혈압을 낮추는 수액을 주사로 투약하면서 뇌출혈이 진행되는 것을 예방하기도 합니다.

뇌출혈이 오면 어떤 약을 먹어야 하나요?

뇌출혈 초기에는 뇌의 압력을 낮추는 수액 치료 등을 시행하기도 하고 퇴원 시에도 혈압이 높다면 퇴원 후에도 고혈압약을 복용하게 됩니다.

3. 뇌졸중 집중치료실

저희 아버지는 뇌졸중 집중치료실로 입원하셨어요. 그곳은 어떤 곳이죠?

뇌졸중 집중치료실이란 급성기 뇌졸중 환자에게 증상 악화를 예방하고 최적의 치료를 제공하기 위해 일정한 시설과 모니터링 장비를 갖춘 곳입니다. 급성기 뇌졸중 환자는 증상 악화가 초기 수일에 걸쳐 나타날 수 있습니다. 증상에 대한 섬세한 관찰과 치료가 필요하기 때문에 뇌졸중 집중치료실에 입원할 수 있습니다.

뇌졸중 집중치료실에서는 어떤 것을 모니터링할 수 있나요?

환자 상태의 변화를 확인할 수 있도록 지속적인 심전도와 맥박, 산소포화도를 측정합니다. 이러한 모니터링 수치는 의료진이 지속적으로 확인하며 모니터링 결과에 따라 추가적인 치료가 들어가기도 합니다. 또한 활력징후(혈압, 맥박, 호흡수, 체온)와 환자의 신경학적 상태를 수시로 측정하여 조기 악화를 예방할 수 있습니다.

왜 일반 병실이 아닌 뇌졸중 집중치료실로 입원해야 하나요?

뇌졸중 집중치료실에서는 실시간 모니터링이 이루어져서 환자의 혈압, 맥박 및 심전도 변화 등에 따른 문제를 빠르게 발견할 수 있습니다. 또한 신경학적 상태를 의료진이 실시간으로 확인할 수 있기 때문에 조기에 악화를 발견하여 예방 치료를 할 수 있습니다.

실제로 일반 병실에 입원한 경우보다 뇌졸중 집중치료실에서 치료 받은 환자의 뇌졸중 예후가 더 좋다는 결과가 입증되었습니다. 병원에 따라 뇌졸중 집중치료실이 없는 곳은 일반 병실에서 집중 관찰을 하기도 합니다.

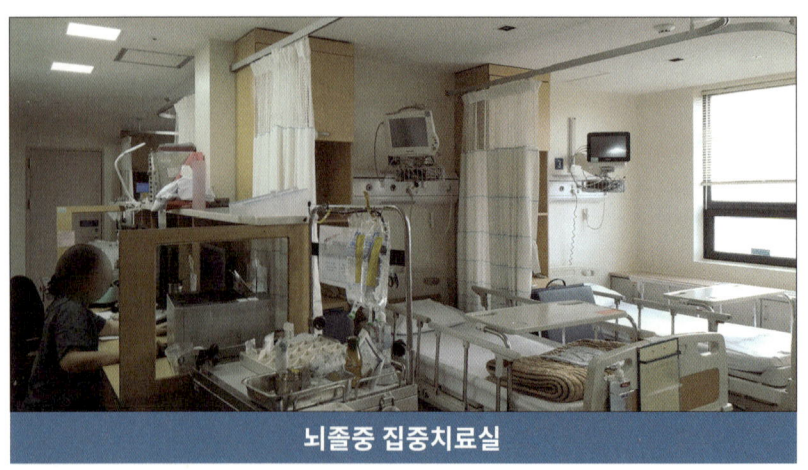

뇌졸중 집중치료실

모든 뇌졸중 환자가 뇌졸중 집중치료실로 입원하게 되나요?

뇌졸중 집중치료실에 입실하는 환자는 대개 증상 발생 72시간 이내의 환자 중 세심한 관찰이 필요한 환자입니다. 그 외에 혈전용해술, 스텐트 삽입술 같은 시술을 받은 환자, 신경학적 상태가 불안정한 환자, 또는 일과성 허혈 발작 등 집중적인 감시가 필요한 환자가 입실하기도 합니다. 병원에 따라 입실/퇴실 기준에 차이가 있을 수 있습니다.

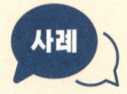

"우리 엄마 계속 이렇게 살아야 하는 거예요?"

급성 뇌경색으로 입원한 85세 여자 환자의 딸의 이야기입니다. 이 환자는 입원으로 인한 환경 변화로 섬망이 나타났습니다. 소리를 지르고 식사를 하지 않거나 물건을 집어 던지는 모습에 간병을 하던 따님이 매우 힘들어하였습니다.

섬망은 의식과 지남력(날짜, 장소, 사람에 대한 인식)의 기복이 있는 것으로 다양한 원인에 의해 갑자기 나타날 수 있고 과다행동이나 환각, 초조함 등의 불안 장애를 보이기도 합니다. 보통 입원 환자의 10~15%가 섬망을 경험하며, 수술 후 또는 노인에게서 많이 나타납니다.

섬망은 환자에게 편안한 환경이 제공되면 완화될 수 있습니다. 사람에 따라 적응하는 시간이 걸릴 수 있으나 회복 가능한 증상으로 안정적이고 안전한 환경을 만들어 주는 것이 필요합니다. 또한 행동 장애가 있는 동안에는 낙상이나 외상이 발생할 수 있으므로 주의 깊은 관찰이 필요합니다.

익숙하지 않은 간병인을 새로 두는 것은 환자의 섬망을 자극할 수 있어서 따님이 간병하면서, 섬망 조절을 위한 약물 치료를 병행하였으며 날짜와 상황을 자주 알려주어 현재 상황을 인식할 수 있게 도왔습니다. 다행히 환자분의 섬망 증상은 입원 당시보다는 완화되었고 집으로 퇴원하셨습니다.

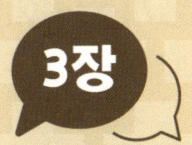

퇴원 이후에는
어떻게 관리해야 할까요?

1. 뇌경색의 재발 예방
2. 위험인자 관리

퇴원 이후에는 어떻게 관리해야 할까요?

| 1. 뇌경색의 재발 예방 |

퇴원을 앞두고 있습니다. 뇌경색은 재발이 많이 되나요? 너무 걱정이 되네요.

한 번 뇌경색에 걸렸다고 해서 반드시 재발하는 것은 아니지만 뇌경색이 한 번 발생했다면 뇌혈관 손상이 있는 상태이기 때문에 재발을 조심해야 합니다. 뇌경색 발생 후 1년 이내의 재발률은 약 10%, 5년 이내는 약 30%로 알려져 있습니다.

뇌경색 재발은 환자의 나이, 뇌경색 중증도, 뇌경색 원인, 위치, 동반 질환, 임상 양상 및 합병증 여부 등에 따라 다르게 나타날 수 있습니다. 만약 뇌경색이 재발하면 처음 발생한 경우보다 후유장애가 심하기 때문에 재발을 예방하는 것이 매우 중요합니다.

퇴원한 후에는 누워서 가급적 쉬는 것이 좋겠죠?

뇌경색을 진단받았다고 해서 퇴원 후에도 누워만 지낼 필요는 없습니다. 무리한 운동이나 탈수·탈진이 되는 행동, 또는 심한 수면장애 등은 뇌졸중 악화에 영향을 줄 수 있으니 이러한 행동은 조심하면서 일상생활을 하는 것이 좋습니다.

환자 상태에 따라 재활치료가 필요하다면 적극적으로 받는 것이 좋으며, 천천히 일상생활에 적응하여 복귀하는 것이 중요합니다. 오히려 누워만 있는 것은 근력이 약해지고 혈당이 올라가거나 욕창, 폐렴 및 우울감이 생기는 등의 여러 가지 합병증이 발생할 수 있습니다.

그렇다면 집에서 어떻게 관리해야 할까요?

퇴원 후에는 뇌경색 약을 꾸준히 복용하면서 고혈압이나 당뇨, 고지혈증 같은 성인병 관리를 잘하는 것이 중요합니다. 또한 운동 및 식이요법 등이 병행되어야 합니다. 뇌경색 약물 복용만으로는 재발을 완벽하게 막을 수 없기 때문에 올바른 생활 습관이 뒷받침되어야 합니다.

뇌경색 약을 꾸준히 먹어야 한다던데 약은 언제까지 먹어야 하나요?

개인마다 처방받은 뇌경색 약은 조금씩 다를 수 있습니다. 그러나 뇌손상이 온 부분 또는 뇌혈관이 좁아진 부분이 없어지는 것은 아니기 때문에 뇌경색 예방약을 평생 드셔야 합니다. 간혹 뇌경색으로 인한 후유장애가 호전되면 뇌경색 약을 임의로 안 드시거나 외래에 방문하지 않으시는 경우가 있는데 이는 뇌경색 재발을 높이는 행동입니다.

약물 이상 반응 또는 상태 변화에 따라 약제를 중단하게 될 수도 있지만 대부분은 뇌경색 약을 계속 드시게 됩니다. 약물에 대해서는 반드시 의사의 처방을 받아 조절하셔야 하며 임의로 약제를 줄이거나 복용하지 않는 일은 하지 않아야 합니다.

 퇴원 후 뇌경색 증상이 다시 생기는 것 같으면 가지고 있는 뇌경색 약을 먹던 양보다 더 먹어도 되나요?

 아니요. 뇌경색 증상은 여러 가지 원인에 의해 발생하기 때문에 전문의 진료없이 기존의 약을 추가로 드시는 것을 적절하지 않습니다. 증상이 나타났다면 먼저 뇌혈관 상태 변화나 뇌경색인지 뇌출혈인지 등에 대한 확인이 먼저 되어야 합니다. 그러므로 뇌졸중 증상이 생긴 것 같다면 가까운 응급실로 빨리 내원하는 것이 가장 중요합니다. 임의로 약을 추가 복용해서는 안 됩니다.

2. 위험인자 관리

 뇌경색에 영향을 주는 요인은 무엇인가요?

 뇌경색의 위험인자는 조절할 수 없는 것과 조절할 수 있는 것으로 나눌 수 있습니다. 조절할 수 없는 것에는 나이(고령), 성별(남성) 및 가족력이 있습니다. 조절할 수 없는 위험인자에 해당되는 사람이라면 평소 생활 습관 및 건강 관리에 좀 더 신경 써야 합니다. 조절할 수 있는 대표적인 요인에는 고혈압, 당뇨병, 심장질환, 고지혈증, 흡연 및 과도한 음주가 있습니다. 뇌경색은 생활 습관이 발병의 원인이 되는 생활습관병 중의 하나로, 성인병 관리를 잘하고 건강한 습관을 유지하는 것이 중요합니다.

조절할 수 없는 위험인자	조절할 수 있는 위험인자
· 나이(고령) · 성별(남성) · 가족력(유)	· 고혈압 · 당뇨병 · 심장질환 · 고지혈증 · 흡연 · 과도한 음주

뇌경색 약을 꾸준히 먹어도 생활 습관을 계속 관리해야 하나요?

뇌경색 약이 재발을 100% 예방해주는 것이 아니기 때문에 관리가 필요합니다. 위험인자 관리와 생활 습관의 교정이 동반되어야 재발률을 낮출 수 있습니다.

1) 고혈압

뇌졸중이 있을 때 고혈압 관리는 왜 중요한가요?

고혈압은 뇌졸중의 가장 중요한 위험인자입니다. 고혈압이 있는 사람은 그렇지 않은 사람보다 뇌졸중에 걸릴 확률이 약 4~5배 높습니다. 평균 수축기 혈압이 2mmHg 감소할 때마다 뇌졸중 위험도는 10%가량 감소한다는 보고가 있습니다. 실제로 30대 이상 성인의 약 30%가 고혈압을 가지고 있습니다. 흔하게 있다고 생각되는 고혈압은 관리하지 않으면 뇌졸중뿐만 아니라 심장 문제 등 여러 질병을 일으킬 수 있기 때문에 평상시에 정상 혈압이 되도록 관리하는 것이 매우 중요합니다.

고혈압의 진단 기준은 무엇인가요?

 혈압 측정 시 수축기 혈압이 140mmHg 이상이거나 이완기 혈압이 90mmHg 이상인 경우, 혹은 고혈압약을 복용하고 있는 경우를 고혈압으로 정의합니다. 대한고혈압학회에서 제시한 고혈압 진단 기준은 다음과 같습니다.

	수축기 혈압 (mmHg)		이완기 혈압 (mmHg)
정상 혈압	< 120	그리고	< 80
주의 혈압	120~129	그리고	< 80
고혈압 전단계	130~139	또는	80~89
고혈압 1기	140~159	또는	90~99
고혈압 2기	≥ 160	또는	≥ 100

(출처: 대한고혈압학회)

고혈압 진단 기준

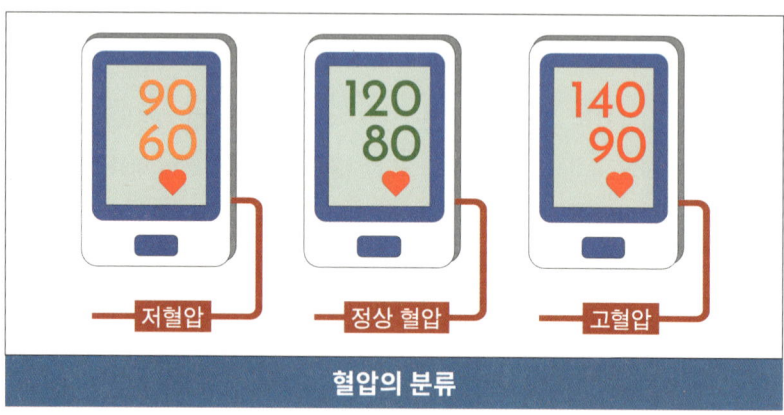

혈압의 분류

고혈압은 운동과 식이 관리를 잘하면 괜찮아지는 게 아닌가요? 꼭 약을 먹어야 하나요?

 다음 그림에서 보는 것처럼 고혈압은 흔하게 진단되고 있지만 이를 인지하고 있는 사람은 절반 정도입니다. 또한 고혈압인 사람 중에 치료받는 사람은 절반이며, 다시 그의 절반만이 실제로 혈압이 정상 범위로 조절되고 있습니다. 고혈압은 운동과 식이조절이 병행되어야 하지만 그것만으로 100% 조절되는 것은 아니므로 전문의와의 상담을 통해 적절한 관리를 받는 것이 중요합니다.

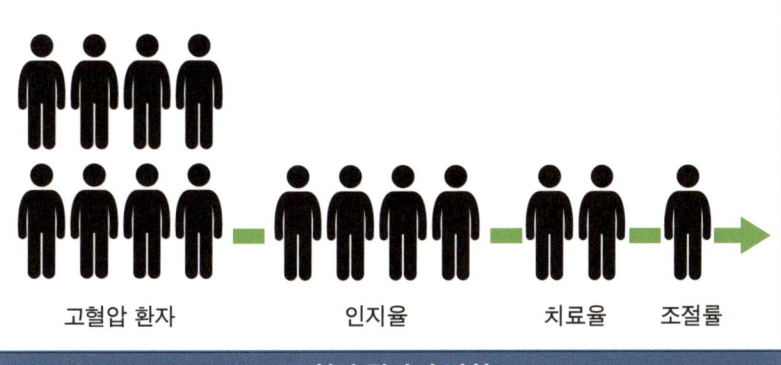

고혈압 절반의 법칙

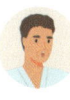 혈압 측정은 어떻게 해야 하나요?

 고혈압 진단에 있어서 가장 기본이 되는 것은 정확한 혈압 측정입니다. 대부분은 병원에 와서 혈압을 재는 경우가 많지만, 이는 평상시의 혈압 변동을 정확하게 반영하는 것이 아니기 때문에 평상시의 혈압을 측정하여 기록지를 작성하는 것이 중요합니다.

병원에 도착하자마자 혈압을 재면 높게 나오기도 하던데요.

혈압은 움직인 후에 바로 측정하면 평상시보다 높게 측정될 수 있기 때문에 최소 5분 이상 안정을 취한 후에 측정합니다. 혈압 측정 30분 이내에 흡연, 음주 및 카페인을 섭취하는 것은 혈압을 높일 수 있어 피해야 합니다. 혈압을 재는 팔과 심장의 높이를 맞추고 커프는 팔꿈치 접히는 선의 약 2.5cm 위에 오도록 감습니다. 혈압은 1~2분 간격을 두고 최소 2번 이상 측정하여 평균값을 기록하는 것이 좋습니다.

퇴원하면 집에서도 혈압(가정 혈압)을 재야 하나요?

네. 가정 혈압을 기록하는 것은 진료실에서 확인하는 혈압보다 심혈관 질환의 발생을 더 정확히 예측할 수 있습니다. 이는 고혈압 관리에도 좋은 영향을 주고 환자의 조절 상태를 정확하게 알 수 있어 필요합니다.

혈압기를 구입해야겠군요. 어떤 것을 구하는 것이 좋은가요?

혈압기는 인증된 기계를 사용하셔야 합니다. 손목이나 손가락으로 재는 혈압기는 부정확할 수 있으므로 위팔 자동 혈압기를 사용하는 것이 좋습니다.

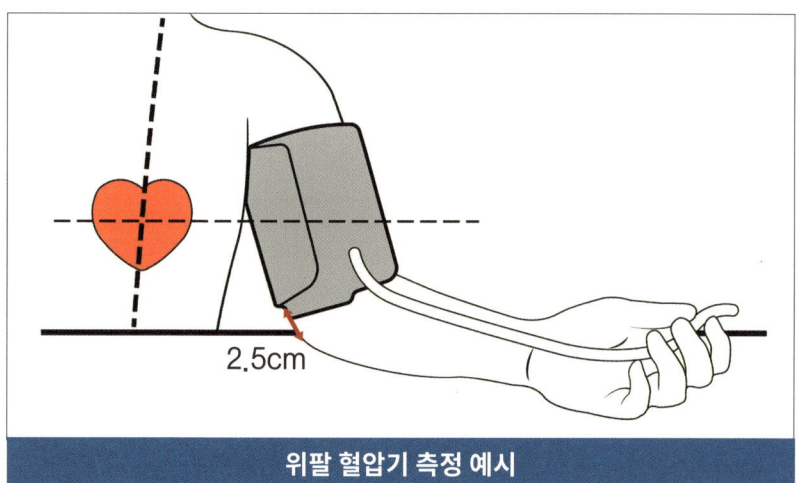

위팔 혈압기 측정 예시

 혈압은 언제 재는 것이 좋은가요? 기록을 꼭 해야 하나요?

 혈압은 아침, 저녁으로 재는 것을 권유합니다. 아침에 혈압을 잴 경우에는 기상 후 1시간 이내에 소변을 본 후, 아침 식전 및 고혈압 약 복용 전에 측정하는 것이 좋습니다. 그 외에 자기 전에 추가로 재면 좋습니다. 혈압을 측정한 팔의 부위를 기록하는 것이 진료 시에 도움이 될 수 있습니다.

날짜	시간	측정 부위	수축기 혈압	이완기 혈압

혈압 기록지 예시

양팔 모두를 재야 하나요?

 네. 양팔 모두 측정해 보는 것이 좋습니다. 좌우 팔의 혈압 차이가 조금씩 날 수 있으나 간혹 혈관이 좁아져서 양팔 혈압에 차이가 나는 경우가 있습니다. 좌우 혈압이 20mmHg 이상 지속적으로 차이 나는 경우에는 전문의의 진료가 필요할 수 있습니다.

 저는 병원에서 측정할 때만 혈압이 높아요. 평소에는 고혈압의 느낌이 전혀 없었거든요.

 실제로 진료실에서만 혈압이 올라가는 '백의 고혈압'이 있습니다. 백의 고혈압은 진료실에서 측정한 혈압이 140/90mmHg 이상이지만 집에서 측정한 가정 혈압은 그 이하로 나오는 것을 말합니다.

반대로 '가면 고혈압'은 진료실 혈압은 140/90mmHg 미만이지만 가정 혈압은 높게 나오는 경우를 가리킵니다. 평상시 혈압 추이를 알아야 이를 비교할 수 있기 때문에 퇴원 이후에도 혈압을 측정하여 비교하는 것이 중요합니다.

 혈압이 높으면 어떤 증상이 나타나나요?

 혈압이 올라가면 머리가 무겁고 아프거나 어지럼증, 뒷목 뻣뻣함 또는 코피 등의 증상이 나타날 수 있습니다. 하지만 고혈압은 '소리 없는 저승사자'로 불릴 정도로 증상이 없는 경우가 대부분입니다. 평소에 아무런 느낌이 없었다고 해서 혈압이 정상인 것은 아니므로 평상시에도 혈압을 측정해야 합니다.

지금 처방받은 혈압약만 계속 먹으면 혈압 관리가 잘될 수 있을까요?

이번에 진료를 받고 혈압약이 처방되었다고 하더라도 그 약으로 평생 드시는 것은 아닙니다. 혈압 추이에 따라 처방되는 약물의 종류, 용량 및 용법이 달라질 수 있으니 주기적으로 전문의의 진료를 받아야 합니다. 혈압약은 고혈압 단계 또는 신장 배설 능력 등에 따라 용량이나 종류가 달라질 수 있습니다.

약만 잘 먹으면 고혈압이 완치될 수 있나요?

간혹 혈압약을 복용하는 중에 혈압이 낮게 측정되어 혈압약의 용량이 감량되거나 중단될 수도 있습니다. 이런 경우는 고혈압이 완치된 것이 아니라 그 시기에 혈압 조절이 잘되는 것으로 혈압약을 감량하거나 중단해도 주기적으로 가정 혈압을 측정하여 140/90mmHg가 넘지 않는지 확인하셔야 합니다.

혈압약은 한번 먹으면 평생 먹어야 한다던데, 사실인가요?

대부분은 나이가 들면서 혈압이 올라가는 경우가 많습니다. 고혈압은 한 번 진단되면 계속 관리해야 하는 성인병으로 장기적으로 약을 드시는 확률이 높아지는 겁니다. 하지만 혈압은 평생에 걸쳐 올라가기도 하고 내려오기도 하기 때문에 이에 따라 약 처방이 달라질 수 있습니다. 고혈압약에 어떠한 내성이 생겨서 약을 끊을 수 없게 되는 것은 아니라는 뜻입니다.

혈압약을 처방받더라도 최대한 안 먹으면서 혈압을 조절하는 것이 더 좋지 않나요?

 혈압약 처방을 받는 분이라면 의사의 처방에 따라 꾸준히 약을 드시고 주기적으로 외래를 보는 것이 안전합니다. 임의로 약을 조절하거나 안 먹는 것은 오히려 심뇌혈관에 안 좋은 결과를 일으킬 수 있습니다. 고혈압약 복용에 대해 너무 큰 거부감을 갖지 마시고 꾸준히 복용해서 정상 혈압으로 유지하는 것이 훨씬 좋습니다.

 기존에 먹던 혈압약이 다른 약으로 바뀌었어요. 더 센 약으로 바뀐 것인가요?

 혈압약은 여러 가지 종류가 있기 때문에 나에게 맞지 않는 약이 있다면 다른 종류의 혈압약으로 변경될 수도 있습니다. 따라서 고혈압약 복용에 대해 너무 큰 거부감을 갖는 것은 좋지 않습니다. 고혈압약 처방을 받으신 경우라면 약을 잘 복용하여, 나의 혈압이 정상 수준을 유지하도록 하는 것이 훨씬 이득인 셈입니다.

 일단 혈압약을 먹지 않고 식단 조절과 운동, 스트레스 관리 같은 것으로 혈압을 관리할 수도 있지 않을까요?

 고혈압은 약물 관리뿐만 아니라 식이요법 및 운동 등의 생활 요법이 병행되어야 합니다. 이러한 생활 습관 교정은 혈압을 낮추는 효과가 있습니다. 그러나 이러한 생활 요법은 약물 치료의 대체가 아닌 보조적인 수단으로 볼 수 있습니다. 간혹 운동과 식이조절을 통해 고혈압을 완치시키겠다며 약물 처방을 받았음에도 드시지 않는 경우가 있는데 그것은 오히려 고혈압을 제대로 관리하고 있다고 보기 어렵습니다.

혈압을 관리하기 위해서 음식은 어떻게 조절해야 되나요?

 고혈압은 음식을 짜지 않게 먹는 것이 중요합니다. 소금은 하루 6g 이하로 제한하고 채소나 과일은 하루 4~5회, 저지방 유제품은 하루 2~3회 드실 것을 권장합니다. 고혈압 환자의 경우 최소 주 2회 생선을 드시되 단백질이 많고 지방이 적은 생선이 좋습니다. 고혈압에 권장되는 '대시 다이어트(DASH Diet: Dietary Approaches to Stop Hypertension Diet)' 식단이 있습니다.

 대시 다이어트 식단이란 무엇이죠?

 대시 다이어트 식단은 미국국립보건원이 만든 것으로 주된 개념은 통곡류, 저지방 단백질 및 유제품, 채소, 과일 및 견과류의 섭취를 늘리고, 포화지방, 염분의 섭취를 줄이는 것입니다.

식품군	1회 분량
통곡물	잡곡빵 한 조각, 요리한 밥 1/2컵
채소	생잎 채소 1컵, 조리한 채소 1/2컵
과일	중간 크기 과일 1개 (당 주의)
유제품	저지방 우유 또는 요거트 1컵, 치즈 2장
살코기 및 생선류	요리한 경우 28g, 계란 1개
견과류	견과류 40g (하루 한 줌 정도의 분량)
대시 다이어트에서 제시하는 1회 분량	

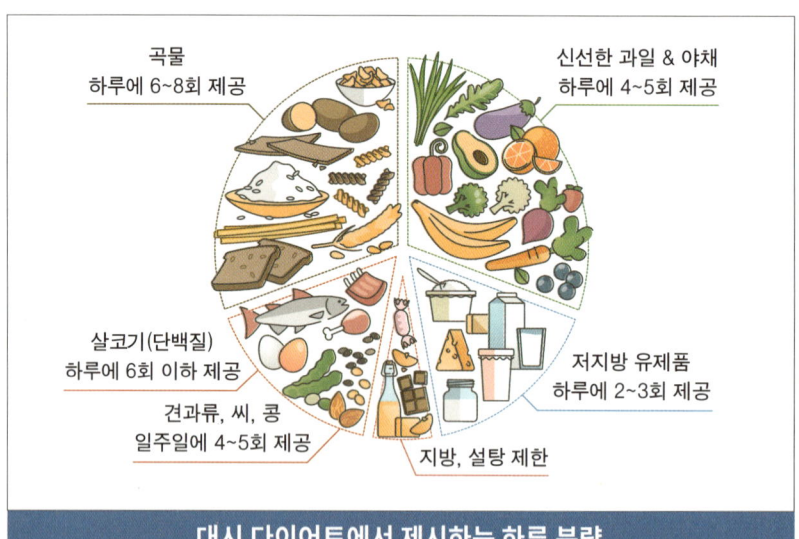

대시 다이어트에서 제시하는 하루 분량

- 대시 다이어트 기억하기
  - 현미밥이나 잡곡밥을 매 끼니 한 공기가 넘지 않도록 한다.
  - 야채류 섭취를 늘리고 과일을 적절히 섭취합니다.
  - 고기 2인분 정도의 양, 또는 생선 6토막 정도를 하루에 나눠서 먹는다.
  - 하루 한 줌 정도의 견과류를 섭취한다.
  - 소금 및 유지류를 제한한다.

소금을 적게 섭취하라면, 정확히 어느 정도의 양인가요?

보통 한국인은 다른 나라에 비해 다소 많은, 하루 평균 약 12g의 소금을 섭취하는 것으로 추정됩니다. 소금 1티스푼은 6g 정도이므로 하루에 소금을 1티스푼 이하로 섭취해야 함을 의미합니다.

싱겁게 먹는 것은 너무 어려운 일인 거 같아요.

맞습니다. 조리할 때 소금이나 간장, 된장, 고추장 등을 넣는 것보다는 식초, 고추, 후추 등으로 맛을 내면 도움이 됩니다. 또한 대개 국물에 소금이 많이 들어가 있으므로 국물은 가급적 마시지 않는 식습관이 좋습니다. 또한 조림보다는 구이로 조리법을 변경하는 것도 도움이 됩니다. 가공식품의 섭취는 줄이고 소금이나 소스는 음식에 뿌려서 먹는 것보다 찍어 먹는 것이 짜지 않게 먹는 방법입니다.

혈압을 관리하기 위해 운동은 어떻게 해야 하나요?

운동은 유산소운동을 권장합니다. 단 강도, 빈도, 시간 등은 각자의 심장, 관절 상태 등에 따라 다를 수 있습니다. 권장되는 유산소운동에는 걷기, 조깅, 자전거 타기, 수영, 줄넘기 등이 있으며 30~60분씩, 일주일에 5회 이상을 규칙적으로 하는 것이 좋습니다.

운동을 많이 할수록 도움이 되겠네요.

운동 시간과 건강이 반드시 비례하는 것은 아닙니다. 탈수나 탈진이 될 정도의 강도는 오히려 해가 될 수 있으니 적절한 강도와 시간으로 운동해야 합니다.

저는 등산을 좋아하는데 이제 등산은 할 수 없겠네요.

뇌경색이 왔다고 해서 앞으로 아예 등산을 할 수 없는 것은 아닙니다. 등산의 경우, 등반의 강도에 따라 조심해야 할 정도가 달라질 수 있습니다.

뇌경색 초기에는 탈수 및 탈진을 일으킬 정도의 등산은 하지 않는 것이 좋습니다. 특히 후유장애로 인해 마비 등이 있다면 낙상의 위험성이 있으니 등산은 어느 정도 회복되어 안정된 후에 하는 것이 좋습니다.

외래에서 후유장애 호전 경과나 뇌혈관의 상태에 따라 언제부터 등산해도 되는지에 대해 전문의와 상의하여 정하면 됩니다. 또한 먼 거리로 여행을 가거나 등산하는 경우에는 휴대폰을 지참하고 가족이나 지인에게 이동 정보를 제공하는 것이 좋습니다.

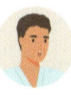
유산소운동 말고 근력운동도 해야 하나요?

아령 등의 근력운동은 주 2~3회 하는 것이 권고됩니다. 하지만 근력운동을 할 때는 무리해서 힘쓰지 않도록 주의해야 합니다. 무거운 것을 들어 올리는 것과 같은 무산소운동은 일시적으로 혈압을 높일 수 있기 때문에 심장병 등의 위험인자가 있는 분은 의사와 충분히 상담하여 운동의 강도를 정하는 것이 좋습니다.

운동이나 식이조절이 실제로 혈압에 영향을 주나요?

네. 실제로 이러한 생활 습관의 교정은 혈압을 낮추는 데 도움이 됩니다. 다음은 대한고혈압학회에서 제시한 생활요법 권고 사항입니다.

생활 요법	혈압 감소 (수축기/이완기 혈압, mmHg)	권고 사항
소금 섭취 제한	-5.1/-2.7	하루 소금 6g 이하
체중 감량	-1.1/-0.9	매 체중 1kg 감소
절주	-3.9/-2.4	하루 2잔 이하
운동	-4.9/-3.7	중등도 강도, 하루 30~50분, 주 5회 이상
식사 조절	-11.4/-5.5	채식 위주의 건강한 식습관

(출처: 대한고혈압학회)

생활 요법에 따른 혈압 감소 효과

그 외에 더 조절할 것은 무엇이 있나요?

변비는 복압을 상승시키고 혈압을 높일 수 있기 때문에 평소 식이 섬유가 많이 함유된 음식을 드심으로 변비를 예방하는 것이 좋습니다. 또한 급격한 환경 변화도 혈압을 변화시킵니다. 예를 들어 갑자기 추운 곳으로 나가거나 극심한 스트레스 또는 심한 육체적 피로 등이 이에 해당됩니다. 커피를 너무 많이 마시는 것도 영향을 줄 수 있습니다.

믹스커피는 먹어도 되나요?

믹스커피에 들어가는 설탕이나 크림 등이 당뇨나 고지혈증과 연관될 수 있기 때문에 과량 섭취는 피하셔야 합니다. 믹스커피보다는 원두커피나 블랙커피를 마시는 것이 좋을 수 있으며, 크림보다는 저지방 우유를 타서 드시는 것이 도움이 됩니다.

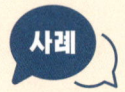

"고혈압 교육을 받으라고요? 다 아는 내용인데요?"

처음 뇌경색을 진단받은 45세 여자 환자의 이야기입니다. 다소 젊은 나이에 뇌경색 진단을 받아서 여러 가지 원인 검사를 하였고 결과적으로 고혈압으로 인한 동맥경화가 원인으로 추려졌습니다. 환자분은 고혈압이 있는 것은 알고 있었지만, 아직 나이가 젊어 특별한 관리는 하지 않았고 운동과 식사로 조절하겠다고 생각하며 지내던 상황이었습니다.

입원 중 측정한 수축기 혈압이 160mmHg 정도로 동맥경화의 악화를 예방하기 위해 고혈압 관리에 대한 교육을 받아야 했습니다.

퇴원을 앞두고 고혈압 교육을 하러 병실에 들어갔을 때 환자분은 저에게 "다 아는 내용이고 열심히 하면 되지 무슨 교육을 받아요. 그동안 제가 관리를 안 해서 그래요. 다 알아요. 당장은 운동이랑 저염식 하면 되는 거잖아요."라며 교육받기을 거절했습니다.

고혈압 관리에 대한 내용은 여러 매체에 정보가 나와 있기 때문에 찾아보면 모두 알 수 있는 내용이지만, 직접 의료진을 만나 교육받는 것과는 인식에 차이가 있다고 생각했기 때문에 고혈압 교육을 받으셔야 한다고 설득했습니다.

막상 교육을 시작하니 환자분은 막연히 알고 있었던 혈압 관리에 대해 좀 더 명확하게 이해하시게 되었고, 잘못 알고 있었던 상식을 점검할 수 있게 되었다고 하셨습니다.

교육을 마친 후 환자분은 "설명 안 들었으면 어쩔 뻔 했어요. 몰랐던 내용을 너무 많이 알고 가요. 이제 좀 더 잘할 수 있을 거 같아요."라고 말씀해 주셨습니다.

고혈압은 흔한 질병이라 누구나 잘 안다고 생각하지만 실제로는 잘 모르는 내용도 있고 잘못된 정보도 있습니다. 또한 비교적 젊은 나이에 진단된 고혈압의 경우, 앞으로 관리해야 할 날이 많기 때문에 정확한 정보를 전달받아 실천하는 것이 더욱 중요합니다.

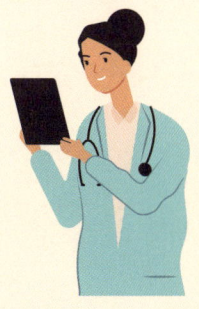

2) 당뇨

 당뇨병과 뇌졸중은 어떤 관련이 있나요?

 당뇨 환자는 정상인보다 약 2~3배로 뇌졸중에 잘 걸리는 것으로 보고됩니다. 실제로 뇌졸중 환자의 약 25%가 당뇨를 가지고 있기도 합니다. 또한 당뇨는 뇌졸중의 회복을 느리게 하고 재발에도 더 많은 영향을 미칩니다.

 당뇨는 어떤 병인가요?

 당뇨는 우리 몸의 췌장에서 분비되는 인슐린이 부족해서 혈당이 높아지는 병입니다. 당뇨병은 우리 몸의 동맥경화나 고지혈증을 촉진하고, 뇌의 미세 혈관에도 손상을 입히기도 합니다. 또한 당뇨병은 심장질환을 일으켜 심장벽에 혈전이 생기게 하여 이로 인한 뇌경색이 오게 하기도 합니다.

 당뇨일 때는 어떤 증상이 나타나나요?

 식사와 무관하게 혈당이 200mg/dL 이상이 나오면서 다뇨(소변이 많이 나옴), 다갈(자주 목이 마름), 원인 불명의 체중 감소가 동반된다면 당뇨 진단 검사를 받아보는 것이 좋습니다. 당뇨 진단 기준은 여러 가지가 있으며 당화혈색소(최근 2~3개월간의 평균 혈당)가 6.5% 이상인 경우에 당뇨로 진단될 수 있습니다.

저는 당뇨가 있는데 뇌경색이 생기지 않게 하려면 어떻게 관리를 해야 하나요?

당뇨가 있다면 우선 식사를 규칙적으로 해야 합니다. 불규칙적인 식사는 혈당이 올라가거나 내려가는 등 유지가 되지 않아 당뇨약을 조절하는 데에도 부정확한 영향을 줄 수 있습니다. 먹는 당뇨약이나 인슐린을 처방받았다면 의사의 처방에 따라 꾸준하게 복용하는 것이 중요합니다.

인슐린 주사는 한 번 맞기 시작하면 평생 맞아야 한다던데, 최대한 피하는 것이 좋지 않나요?

당뇨를 진단받았다고 해서 모두 인슐린 주사를 맞아야 하는 것은 아닙니다. 환자 상태에 따라 인슐린이 처방될 수 있고, 혈당 조절이 잘되면 먹는 당뇨약으로 변경될 수도 있습니다. 처방에 따라 투약하는 것이 환자분의 합병증 예방에 도움이 됩니다. 인슐린 투여를 시작하면 평생 인슐린을 맞아야 된다거나 인슐린에 내성이 있어 한 번 맞기 시작하면 끊을 수 없게 된다는 것은 잘못된 속설이니 처방에 따라 투약을 잘 따르셔야 합니다.

당뇨에 인삼이나 뽕잎이 좋다고 하던데 약 말고 민간요법으로 당뇨를 관리할 수는 없나요?

당뇨에 좋은 특정한 음식이 있는 것은 아닙니다. 간혹 인삼, 뽕잎, 누에가루, 여주 등이 도움이 된다고 하여 식사나 운동 요법, 약물 요법을 모두 무시한 채 이런 것들만 맹신하는 경우가 있습니다. 이러한 것의 효과는 사람마다 다르고 과량으로 섭취하면 간이나 신장에 무리가 될 수도 있습니다.

많이 먹으면 당이 높아질 테니 식사량을 최대한 줄여야겠네요.

아닙니다. 무조건 식사를 줄이거나 안 먹으면 저혈당을 일으킬 수 있습니다. 식사량을 최대한 줄이는 것이 아니라 적절한 양으로 균형 잡힌 식사를 해야 하며 단것이나 과식, 간식을 피해야 합니다. 그뿐만 아니라 불규칙적인 식사는 오히려 혈당을 증감시켜 당뇨약 조절을 더 어렵게 할 수 있습니다.

균형 잡힌 식사를 하라고 하셨는데 음식은 어떻게 먹어야 하나요?

당뇨의 경우 균형 있는 식사를 하되 규칙적으로 먹는 것이 중요합니다. 균형 잡힌 식사는 6가지 식품군, 즉 곡류, 어육류, 채소군, 지방군, 우유군, 과일군의 식품을 골고루 먹는 것을 의미합니다. 단 곡류, 과일군 및 우유군은 혈당을 올릴수 있으므로 하루 권장 섭취량을 넘기지 않도록 해야 합니다.

야채처럼 식이섬유가 풍부한 음식을 먹고, 백미보다는 현미나 잡곡밥이 좋습니다. 설탕, 사탕, 꿀 등의 단 음식은 혈당을 올리므로 피하시고, 지방은 적게 먹되 가급적 동물성보다는 식물성 기름을 드시는 것이 좋습니다.

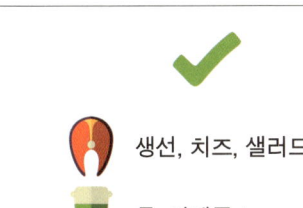

✓	✗
생선, 치즈, 샐러드	스낵, 볶은 음식
물, 야채주스	탄산음료, 과일 주스
신선한 과일	빵 종류
저탄수화물 케이크	사탕, 케이크류
무설탕 아이스크림	아이스크림
가공하지 않은 고기	가공육
식물성 파스타	육류 파스타
빵을 제외한 버거	버거 및 튀김류

당뇨에 도움이 되는 음식 선택 방법

 저혈당이 되면 어떤 증상이 나타나나요?

 저혈당의 기준은 대략 70mg/dL 이하를 의미합니다. 저혈당이 오면 온몸이 떨리는 느낌, 기운 없음, 식은땀, 빠른 심장 박동, 입술 주위 혹은 손끝 저림, 의식 저하 등이 나타날 수 있습니다. 간혹 혈당이 낮아져도 이러한 증상을 느끼지 못하다가 갑자기 위험해지기도 합니다. 따라서 주기적으로 혈당을 자가 측정하는 것이 필요합니다.

저혈당 증상이 나타나면 어떻게 해야 하나요?

저혈당 증상이 나타날 때는 즉시 초콜릿이나 사탕, 주스 등 매우 단 음식을 바로 섭취하고 안정을 취합니다. 만약 당사자가 의식이 없으면 주변인이 바로 가까운 병원으로 이송하여 응급 조치를 받도록 해야 합니다.

혈당을 자가 측정해야 한다던데 당뇨 환자는 혈당기를 꼭 사야 할까요?

극도의 저혈당이나 고혈당인 경우에는 증상이 몸으로 나타나 쉽게 알 수 있지만 그렇지 않은 경우에는 증상을 못 느끼는 경우가 많습니다. 신체 증상만으로는 현재의 혈당 상태를 정확히 알기 어렵기 때문에 혈당기는 반드시 사서 측정해야 합니다.

혈당을 재려면 손끝을 자주 찔러야 하기 때문에 이를 꺼리는 분이 많습니다. 최근에는 손끝을 찌르지 않아도 되는 여러 방법의 혈당기가 나오고 있으므로 본인이 이용하기에 가장 편리한 기기를 마련하여 혈당을 체크해 보는 것이 좋습니다.

혈당은 얼마나 자주 재야 하나요?

대부분 아침 식전과 아침 식사 2시간 후에 하는 것이 좋습니다. 하루의 혈당 검사 횟수는 사람마다 다를 수 있습니다. 측정한 혈당을 기록해 두면 당뇨약 처방 시 정확하게 진료 받을 수 있습니다. 그렇기 때문에 평상시 혈당을 재고 이를 기록해서 병원에 방문하는 것이 매우 중요합니다.

적정 혈당 기준은 어떻게 되나요?

공복에 측정한 혈당이 80~120mg/dL이면 적정 혈당입니다. 아무리 식사 후에 측정했다 해도 200mg/dL 이상이 되지 않도록 조절하는 것이 중요합니다.

운동은 어떻게 해야 할까요? 많이 할수록 좋을까요?

운동을 무조건 많이 한다고 좋은 것은 아닙니다. 운동 역시 식사와 마찬가지로 규칙적으로 꾸준히 하는 것이 필요합니다. 하루 30~60분의 유산소운동을 하는 것이 좋으며 일주일에 적어도 3일 이상 하는 것을 권장합니다. 운동의 강도는 땀이 조금 나거나 숨이 조금 찰 정도의 강도로 하는 것이 좋습니다.

또한 식전에 운동하는 것은 저혈당을 일으킬 수 있으므로 식후 30분 후에 하는 것이 좀 더 권장됩니다. 연세가 있으신 분들은 관절 상태가 좋지 않을 수 있으니 본인의 상황에 맞게 운동의 종류를 정하는 것이 좋겠습니다.

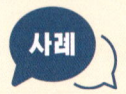

"혈당은 음식을 먹으면 올라가고
안 먹으면 내려갈 텐데 뭐하러 재요?"

　뇌경색이 3번 재발한 69세 남자 환자의 이야기입니다. 당뇨가 있는 환자분의 뇌경색 재발 원인은 늘 당뇨였습니다. 당화혈색소가 10.2g/dL까지 올라갔고 인슐린을 자가로 투약하고 있었으나 이마저도 불규칙적으로 맞고 계셨습니다.

　이 환자분은 외래에서 처방받은 약물도 규칙적으로 드시지 않은 분이라 퇴원 전 당뇨 관리 방법에 대해 잘 교육시켜 달라는 교수님의 당부도 있었습니다. 당뇨 관리에 대해 교육하려 하자 환자분이 저에게 하신 첫 마디는 혈당은 잴 필요가 없으니 재지 않겠다는 말이었습니다. 결국 이 환자분은 재차 설명을 드렸지만, 혈당기로 측정하는 것은 손끝이 너무 아프고 번거롭기 때문에 재지 않겠다고 하시며, 제대로 된 교육을 받지 않은 채 퇴원하셨습니다.

　간혹 혈당이 올라가면 피곤함과 같은 증상이 올 것이라고 생각하여 혈당을 재보지 않고, 본인의 느낌으로 혈당을 예상하는 경우가 있습니다. 하지만 혈당이 높아졌다고 해서 반드시 몸에 어떠한 변화가 바로 나타나는 것은 아닙니다. 본인의 혈당이 어느 정도 올라가고 내려가는지는 반드시 혈당 측정을 통해 확인해야 하며 이를 기록지에 기록해야 상태에 맞는 적절한 당뇨약을 처방받을 수 있습니다.

3) 심장질환

 뇌졸중과 심장질환은 어떤 관계가 있나요?

 심장과 뇌는 서로 연결되어 있기 때문에 밀접한 관계가 있습니다. 심장질환은 뇌졸중을 4~5배 유발하는 요인이기도 하고, 뇌경색 발생 시 예후가 좋지 않은 경향이 많습니다. 심방세동, 류머티즘성 심장 판막 질환, 급성심근경색 또는 난원공 개존증 등이 있는 경우, 혈전이 생기기 쉽기 때문에 이 혈전이 뇌로 올라가게 되면 뇌경색이 잘 오게 됩니다.

 심장질환이 있으면 어떻게 관리해야 뇌경색을 예방할 수 있을까요?

 심장약과 함께 항응고제를 복용하게 되는데 이를 처방에 따라 꾸준하게 드시는 것이 중요합니다. 그래야 심장에 혈전이 생기는 것을 막아 뇌졸중도 함께 예방할 수 있기 때문입니다. 주기적으로 병원에 방문하여 전문의의 진료를 받는 것이 필요합니다.

4) 고지혈증

 고지혈증은 뇌졸중에 왜 위험한가요?

 고지혈증이란 우리 몸의 혈액에 지방질이 지나치게 많은 혈액 상태를 말합니다. 동맥 혈관의 안쪽 벽에 기름이 쌓이면 혈관이 좁아지거나 막히는 동맥경화를 일으키게 되며 심근경색이나 뇌경색과 같은 증상을 일으킵니다. 고지혈증은 나이가 들수록 유병률이 증가하고 고혈압이나 당뇨, 복부 비만 등이 발병의 주요 원인이기도 합니다. 이러한 고지혈증은 관련 증상을 느낄 수 없기 때문에 주기적으로 확인하고 관리하는 것이 중요합니다.

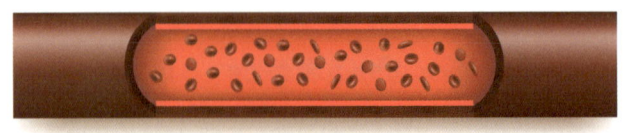

정상 혈관

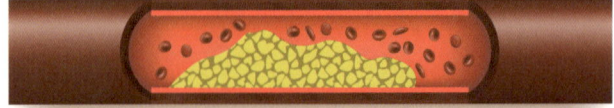

혈관에 쌓인 콜레스테롤

정상 혈관과 고지혈증 혈관

 고지혈증은 어떤 기준으로 판단하나요?

 고지혈증은 LDL(저밀도 콜레스테롤), HDL(고밀도 콜레스테롤), 중성지방과 총콜레스테롤로 구분하여 측정할 수 있습니다.

전체 콜레스테롤은 200mg/dL 이하로 관리되는 것이 좋으며 중성지방은 150mg/dL 이하, LDL은 130mg/dL 이하가 바람직합니다. 뇌경색 환자는 동맥경화 정도에 따라 LDL을 70mg/dL 이하까지 낮추는 것이 추천되기도 합니다. 좋은 콜레스테롤로 불리는 HDL은 60mg/dL 이상이 좋습니다.

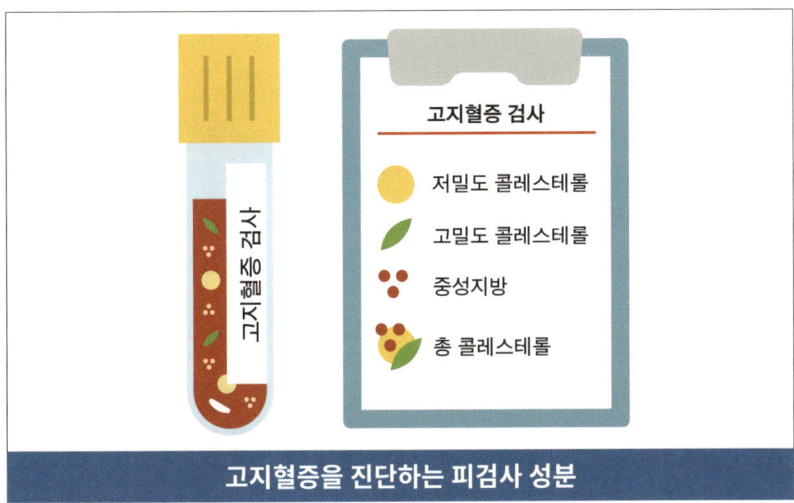
고지혈증을 진단하는 피검사 성분

고지혈증이 있는 경우에는 어떤 약을 먹어야 하나요?

고지혈증 약제는 LDL 콜레스테롤 수치를 기준으로 투약을 고려하고 보통 스타틴 계열의 약제를 복용하게 됩니다. 중성지방이 높은 경우는 피브레이트(Fibrate), 니코틴산(Nicotinic acid), 오메가3지방산(Omega-3 fatty acid) 등의 약물을 함께 복용하기도 합니다. 피검사상에서 고지혈증이 없더라도 심장이나 뇌혈관에 동맥경화가 있다면 고지혈증 약제를 복용하는 것이 도움이 되기도 하며 반드시 전문의의 처방에 따라 복용하셔야 합니다.

고지혈증 약을 먹었을 때 부작용은 없나요?

간혹 스타틴 계열의 약제 복용 후 피로감, 근육통 등을 호소하는 경우가 있습니다. 만약 이러한 증상이 나타나면 근육 효소를 측정하여 근육 손상 유무를 확인하는 것이 필요하기도 합니다.

기름진 음식을 피해야겠군요.

기름진 음식은 제한하는 것이 맞습니다. 하지만 지방을 무조건 제한하면 오히려 탄수화물 섭취가 증가하여 혈중 중성지방 수치가 올라가는 경우가 있습니다. 따라서 좋은 지방을 적절하게 드시는 것이 좋습니다.

그럼 지방이 많은 고기는 먹지 않아야겠네요.

고지혈증이라 하여 고기를 아예 안 드실 필요는 없으며 부위를 살코기로 바꿔서 드시면 됩니다. 고기와 생선을 번갈아가며 드시면 좋습니다.

어떤 식단으로 먹는 것이 고지혈증에 좋을까요?

한국인의 경우, 탄수화물 섭취량이 많은 편으로 잡곡으로 드시는 것이 도움이 될 수 있습니다. 간혹 과일이 몸에 좋다고 생각하여 굉장히 많이 드시는 경우가 있는데 과일도 너무 많이 먹으면 고지혈증에 영향을 줍니다.

과일을 간식으로 먹는 건 괜찮을까요?

 과일을 후식이나 간식으로 생각하는 것보다는 정규 식사의 한 부분 정도라고 생각해야 합니다. 하루 200g 대략, 한 주먹 정도의 과·일량이 적절합니다. 예를 들어 바나나 반 개, 키위 1개, 귤 3/4개, 참외 반 개, 사과 3쪽, 배 2쪽 정도의 분량을 하루 2회 정도 섭취하는 것이 좋습니다. 해조류나 채소 등 식이섬유가 많이 함유된 식품을 섭취하는 것이 도움이 됩니다.

 음식을 조절해서 먹어야 하니 어떻게 먹는 것이 좋을지 어려워요.

 권장 음식과 주의가 필요한 음식은 다음 그림과 같습니다. 단, 좋은 음식도 과량으로 섭취하지 않도록 해야 합니다. 지름 23cm 정도의 접시를 놓고 생각했을 때 과채류가 절반, 곡류 1/4, 어육류 1/4 정도로 드시는 것이 적절한 식사입니다.

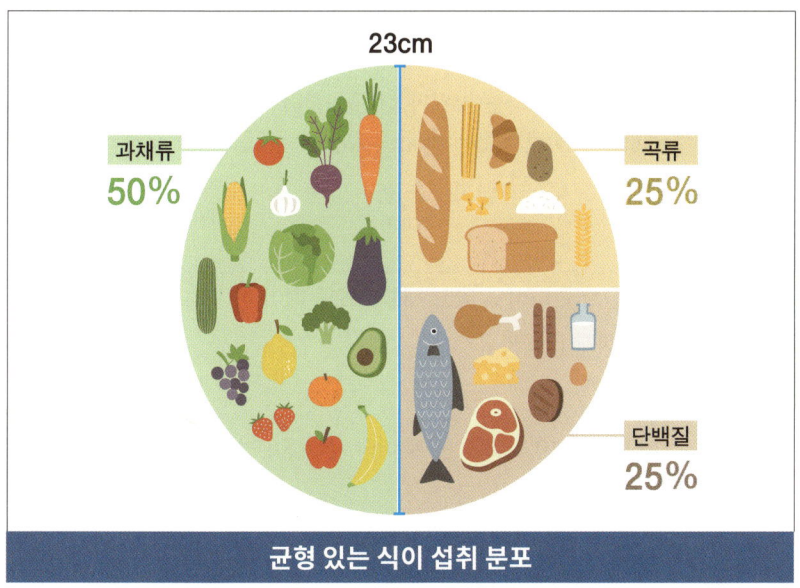

균형 있는 식이 섭취 분포

좋은 기름과 나쁜 기름은 어떻게 구분하나요?

 일반적으로 상온에 두었을 때 하얗게 굳는 것은 나쁜 기름, 굳지 않으면 좋은 기름이라고 생각하면 됩니다. 삼겹살, 갈비 등 하얗게 기름이 끼는 것은 나쁜 기름이고, 들기름이나 참기름처럼 굳지 않는 기름은 좋은 기름에 해당한다고 보시면 됩니다.

 참기름이나 들기름을 매일 먹는 것이 좋은가요?

 간혹 혈액순환에 도움이 된다고 참기름이나 들기름 등을 규칙적으로 몇 수저씩 드시는 분이 있는데, 좋은 기름도 과량 섭취하면 고지혈증을 일으킬 수 있습니다. 굳이 일정량을 채워가며 드실 필요는 없고 일반적인 양념 정도로 적절하게 드시면 됩니다.

 소나 돼지고기보다 오리고기가 더 좋다고 들었는데 고기는 오리 위주로 먹는 것이 좋을까요?

 고기의 종류보다는 부위가 더 중요합니다. 오리고기는 기름이 많기 때문에 기름을 빼고 드시는 것이 좋습니다. 소나 돼지고기도 기름이 적은 부위가 낫고, 조리법은 삶는 것이 굽는 것보다 좋습니다.

 뇌졸중으로 마비도 있고 재활치료도 해야 하니, 보양식을 많이 먹어야 하지 않을까요?

 소위 보양식이라고 하는 추어탕, 삼계탕, 보신탕, 곰국 등은 기름을 우려낸 음식입니다.

곰국에서 기름을 건져내고 드시는 경우도 있으나 곰국 자체가 기름을 우려낸 음식이라는 점을 염두에 둬야 합니다. 이런 종류의 보양식은 가끔씩은 드셔도 되나 상시로 드시면 고지혈증을 일으킬 수 있습니다.

견과류가 좋다고 들었는데 많이 드시도록 하는 것이 좋겠죠?

견과류는 좋은 기름에 속합니다. 하지만 이러한 것도 적정 수준을 벗어나면 고지혈증을 일으킬 수 있습니다. 견과류의 하루 섭취량은 작게 한 줌 정도(약 28g)를 넘지 않는 것이 좋습니다. 또한 소금이나 설탕 등이 첨가되지 않은 견과류로 드시는 것이 좋습니다. 고지혈증 관리를 위한 권장 음식과 주의가 필요한 음식은 다음과 같습니다.

	권장 음식	주의가 필요한 음식
탄수화물	잡곡, 통밀	빵이나 케익
단백질	살코기 생선 콩류 껍질을 제외한 닭고기 기름을 제거한 오리고기 계란 흰자	기름진 고기 (삼겹살, 갈비, 닭 껍질 등) 계란 노른자 생선알 내장
지방	견과류 불포화지방산 (해바라기유, 옥수수유, 들기름, 올리브유 등)	코코넛 기름, 베이컨 기름 버터 치즈 곰탕, 사골국, 보신탕, 중국음식 등
국	지방을 제거한 국	기름진 국
기타	채소 적절한 양의 과일	튀김 가공식품 단 음식 과자류

비만도 고지혈증에 영향을 주나요?

비만인 사람은 현 체중의 5~10%만 감량하더라도 혈액 내 고지혈증 수치가 좋아질 수 있습니다. 뇌경색 환자 대부분은 연세가 있으셔서 심장이나 관절이 좋지 않은 분이 많습니다. 그렇기 때문에 무리한 다이어트를 하시면 안 되고 적절한 유산소운동과 저열량식으로 체중 조절을 하시는 것이 좋습니다.

저는 원래 기름진 음식도 안 먹고 운동도 열심히 하는데 고지혈증이 있어요. 식단 조절이나 운동을 더 해야 할까요?

유전적인 성향이나 노화로 인해 고지혈증이 나타나기도 합니다. 이런 경우 무리한 식단 조절이나 운동만 하는 것보다는 전문의가 처방한 고지혈증 약을 복용하는 것이 도움이 됩니다. 고지혈증이 반드시 식이와 운동만으로 해결되는 것은 아닙니다.

이번에 고지혈증 약을 처방 받아서 복용하게 됐는데, 이 약은 평생 먹어야 하나요?

피검사상 콜레스테롤 수치가 높아 약을 처방받은 경우도 있습니다. 또는 뇌경색 환자는 피검사 결과와 무관하게 혈관 내 동맥경화가 있어서 처방받기도 합니다. 혈관 내 동맥경화가 있는 경우에는 소량의 고지혈증 약을 장기 복용하게 될 가능성이 있습니다. 약물을 복용하게 되었다면 임의로 복용을 중단해서는 안 되고 꼭 전문의와 상담을 통해 조절하셔야 합니다.

몸에 콜레스테롤이 쌓인 것을 느낄 수 있는 방법이 있을까요?

느낌으로는 알 수가 없습니다. 그래서 고지혈증은 반드시 주기적으로 병원에 방문하여 피검사로 확인하는 것이 중요합니다.

5) 흡연 및 음주

흡연은 뇌경색에 왜 안 좋은가요?

흡연이 여러 가지로 안 좋다는 것은 알고 계시겠지만 특히 동맥경화를 일으킬 수 있습니다. 동맥경화로 인해 피떡을 잘 만들 수 있으며 심장을 자극하여 불규칙한 심장 박동을 일으키게 합니다. 또한 담배 속의 물질들이 뇌로 가는 혈액량을 감소시켜 뇌혈관 손상을 일으키기도 합니다.

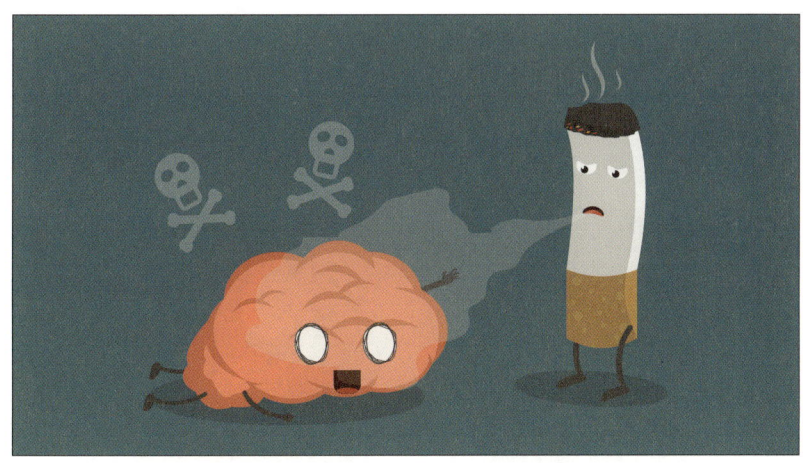

흡연을 하면 뇌경색에 걸릴 위험이 높아지는 건가요?

 흡연을 하는 사람은 그렇지 않은 사람에 비해 뇌졸중 위험이 2.5배가량 올라갑니다. 고혈압과 흡연력이 같이 있는 경우는 뇌졸중 위험도가 약 17배까지도 올라간다는 보고도 있습니다. 그리고 젊은 나이에 발생하는 뇌졸중은 흡연이 원인인 경우가 상당히 많습니다. 기존에 담배를 피운 양이 많을수록 위험도가 더 올라가기 때문에 뇌졸중 예방에 금연은 필수입니다.

 전 담배를 피우진 않지만 간접흡연의 영향이 높아요. 이런 경우는 어떤가요?

 간접흡연은 직접 흡연과 비슷한 효과를 갖습니다. 간접흡연에 노출된 아이들이 청소년기에 흡연을 시작하게 되고, 금연에 성공할 확률이 낮다는 보고가 있습니다. 간접흡연에 노출된 사람의 혈액 속 니코틴양은 실제 흡연자와 거의 같은 수준으로 나타나기도 합니다. 따라서 가족이 함께 노력해야 합니다.

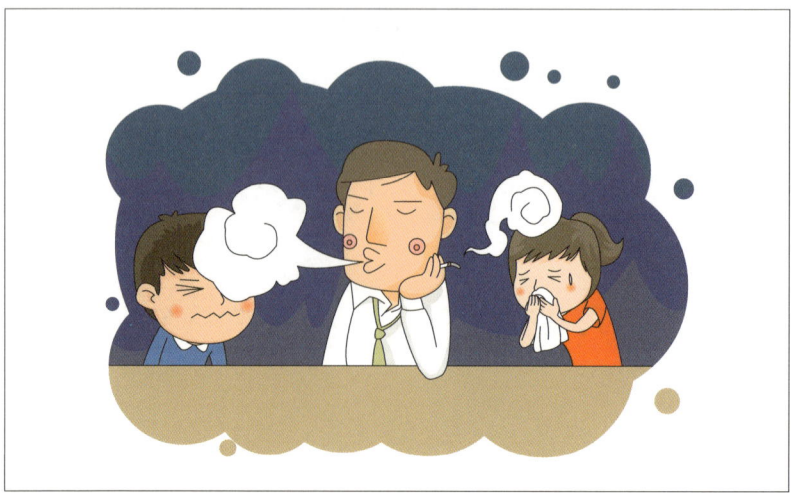

흡연을 해도 뇌경색 약을 먹으면 괜찮지 않나요?

 뇌경색 예방약이 재발을 100% 막을 수 있는 것은 아닙니다. 흡연은 뇌경색 예방약의 효과를 떨어뜨립니다.

 금연을 꼭 해야 할까요? 담배 피우는 개수를 줄이는 것은 어떤가요?

 담배를 피운 개수에 따라 위험도가 올라가는 것은 사실이지만 소량의 담배도 뇌혈관에 악영향을 주기 때문에 금연은 반드시 하셔야 합니다.

 입원 기간 중 금연을 시작했습니다. 몸이 다시 가벼워지는 느낌이에요.

 입원 기간 중 금연을 한 것은 아주 잘하셨습니다. 하지만 며칠 금연을 했다고 해서 혈관이 깨끗해지는 것은 아니니 퇴원한 후에도 계속 피우지 않으셔야 합니다.

 금연은 언제까지 해야 하나요?

 금연은 평생 해야 합니다. 금연을 하고 2년 이후부터 뇌경색 위험도가 많이 감소하는 것으로 알려져 있고 5년 정도가 지나야 흡연하지 않은 사람과 비슷한 정도로 위험도가 감소하게 됩니다. 하지만 기존에 피웠던 담배량에 따라 위험도가 감소하는 정도는 달라질 수 있습니다.

금연을 하고 금단 증상이 올까 봐 걱정이에요. 좋은 방법이 있나요?

 담배의 금단 증상으로는 대개 소화불량, 집중력 저하, 신경 예민, 두통, 안절부절, 식욕 증가 등이 있습니다. 금단 증상은 금연 첫 3일경 가장 심해지고 대개 1주일이 지나면 조금씩 나아집니다. 담배를 많이 피웠거나 아침에 일어나자마자 피운 사람은 더 심하게 나타날 수 있습니다.

 금연을 해보려고 하는데 자꾸 실패해요.

 금연은 의지가 부족해서만 실패하는 것이 아닙니다. 담배는 니코틴 의존성이 있기 때문에 그만큼 끊기 어려운 것입니다. 따라서 이런 경우 금연 껌이나 금연 패치, 금연보조제 등으로 도움을 받는 것이 효과적입니다. 금연클리닉 등에 방문하는 것도 도움이 됩니다.

 금연에 대한 내용은 당연한 것인데도 금연클리닉에 꼭 다녀야 하나요?

 금연에 대한 정보는 많이 아는 사실입니다. 하지만 금연클리닉 방문을 통해 니코틴 의존도, 금단 증상 정도 등을 확인할 수 있으며 본인에게 필요한 금연 보조제를 처방받을 수 있습니다. 또한 주기적으로 관리받을 수 있기 때문에 장기적으로 금연에 성공할 확률이 높습니다. 실제로 스스로 금연을 한 그룹과 금연클리닉 등의 도움을 받은 그룹의 금연 성공률을 비교하였을 때 도움을 받은 그룹의 성공률이 높았습니다.

 금연클리닉은 어디에 있나요?

금연클리닉은 보건소나 병원 등에서 운영하는 곳이 있습니다. 주변의 가까운 곳으로 검색하면 금연클리닉을 쉽게 찾을 수 있습니다.

금연약을 꼭 먹어야 하나요? 약이 없어도 제 의지로 할 수 있을 것 같아요.

금연보조제를 반드시 사용해야 하는 것은 아닙니다. 스스로 해보되 금단 증상이 심하거나 의지가 약해질 때 고려해 볼 수 있습니다. 전자담배는 유해성 여부가 아직 확실하게 입증되지 않아 권장하지 않습니다.

술은 뇌졸중에 얼마나 영향을 주나요?

소주 1병을 매일 드시는 것은 뇌출혈 발생률을 10배 올린다는 보고가 있습니다. 술은 혈액 속의 지방성분을 증가시켜 고혈압이나 뇌혈관 질환을 일으킵니다. 또한 술은 복용 중인 약물의 효과를 떨어뜨리거나 부작용을 나타낼 수 있으니 주의가 필요합니다.

반드시 금주를 해야 하나요?

평소에 음주를 많이 하셨던 분이라면 자제가 잘 안 되는 것이 보통입니다. 이런 경우에는 술을 천천히 줄이려고 하시다가 실패하는 경우가 많으니 아예 금주하는 것이 좋습니다. 또한 술을 가끔씩 드시는 경우라도 폭음을 하게 되면 순간적으로 뇌에 주는 영향이 커지며 뇌출혈의 위험을 높이는 것으로 되어 있습니다. 최근에는 소량의 음주도 오래 지속하면 뇌경색 위험을 일으키는 것으로 보고되고 있어 금주를 권장하고 있습니다.

3. 그 외 관리 방법

뇌혈관 시술을 받은 경우에는 어떤 것을 추가로 주의해야 하나요?

스텐트 삽입술이나 혈관성형술을 받은 경우에는 동맥경화와 혈전 생성 예방을 위해 항혈소판제나 항응고제 같은 뇌경색 예방약을 꾸준히 드셔야 합니다. 간혹 증상이 호전되었다고 하여 약을 임의로 안 드시는 경우가 있는데 시술을 받으신 경우라도 혈관이 100% 안전한 것은 아니기 때문에 정기적으로 내원하여 꾸준한 약물 치료를 받으셔야 합니다.

꾸준한 약물 치료뿐만 아니라 외래에서 정기적으로 뇌혈류 초음파나 CT 등 뇌혈관 상태를 점검받는 것이 중요합니다. 또한 시술을 받은 경우에는 혈압이 높지 않게 관리하는 것이 필요합니다.

최근에 스트레스를 많이 받은 것 같아요. 이게 뇌경색을 일으켰을까요?

과도한 스트레스는 뇌경색의 촉발 요인이 되기도 합니다. 스트레스 관리를 위해서 과로하지 않도록 하고, 느긋한 마음을 가지고 화를 내지 않으려는 노력하며, 숙면하는 등 본인에게 맞는 방법을 찾는 것이 필요합니다. 하지만 아무런 위험요인 없이 스트레스만으로 뇌경색이 오지는 않습니다. 앞서 말씀드린 위험요인 중 해당되는 것이 있다면 스트레스와 더불어 관리하셔야 합니다.

비만은 성인병과도 많이 연관된 것 같아요. 다이어트를 하는 것이 좋을까요?

비만은 고혈압, 당뇨, 고지혈증, 심장질환 같은 성인병에 모두 영향을 줍니다. 따라서 정상 체중을 유지하고 복부 비만이 되지 않도록 관리하는 것이 필요합니다.

단 뇌졸중 환자 대부분이 노인인데 노인이 무리한 다이어트를 하면 탈수, 탈진 등을 일으킬 수 있기 때문에 이를 주의하셔야 합니다. 매일 30~40분씩 유산소운동을 하고, 균형 잡힌 식사를 하면서 관리하면 됩니다.

사우나는 해도 되나요?

뜨거운 곳에 오래 앉아 있어 뇌로 가는 혈류가 일시적으로 부족해지면 관련 증상이 나타나는 경우가 있으므로 사우나는 권장하지 않습니다. 가벼운 샤워 정도가 좋으며 너무 춥거나 너무 더운 곳에 노출되는 것도 피하시는 것이 좋습니다.

족욕은 해도 되나요?

족욕도 사우나와 마찬가지로 과도하게 탈진이 되지 않도록 조절하셔야 됩니다.

농사일은 해도 될까요?

농사일도 과도한 햇빛에 오랜 기간 노출되어 탈수나 탈진이 되지 않도록 조절하는 것이 필요합니다. 뙤약볕에서 오래 일하는 것을 최소화하고 모자를 쓰고 그늘을 찾아 일하며 물을 많이 마시면서 일하는 것이 도움 될 수 있습니다.

찬바람을 맞으면 뇌졸중이 생길 수 있다던데 이제 에어컨 바람은 쐬면 안 되겠군요.

갑자기 추운 곳에 노출되는 것은 조심해야 하지만 에어컨 바람 같은 찬 공기가 단순히 뇌졸중을 일으키는 것은 아닙니다. 오히려 한여름에 에어컨을 피하다가 탈수나 탈진이 되면 증상이 재발할 수도 있습니다. 차가운 에어컨 바람 자체가 뇌졸중에 문제가 되는 것은 아니니 몸이 힘들지 않도록 적절한 온도를 유지하는 것이 좋습니다.

병원은 언제까지 다녀야 하나요?

외래에는 주기적으로 오셔야 합니다. 관련된 위험요인이 잘 조절되는지를 보면서 뇌졸중 예방약을 조절해야 하기 때문입니다.

퇴원 후 병원에 올 때는 어떤 것을 하게 되나요?

병원에 오시면 그 사이에 새롭게 발생한 증상은 없는지를 비롯하여 혈압, 혈당, 고지혈증 수치 및 심장 관련 수치 등이 안정적인지, 약물 복용으로 인해 피검사에서 문제되는 것은 없는지 등을 확인합니다.

또한 뇌혈관 상태에 따라 뇌혈류초음파나 뇌혈관영상검사 등을 주기적으로 확인해야 하는 경우도 있습니다. 임의로 외래에 오지 않고 약물을 중단하는 경우가 상당히 많은데 이는 뇌졸중 재발을 일으킬 수 있으므로 절대로 하시면 안 됩니다.

퇴원을 앞두고 있어요. 어떤 것을 꼭 기억해야 할까요?

앞서 여러 가지를 말씀드렸는데 다음의 습관은 '꼭' 지키셔야 합니다. 이러한 습관을 지키는 것은 환자 혼자만의 의지으로는 어렵고 많은 인내심이 필요한 부분입니다. 어려움을 극복할 수 있도록 가족이나 지인 등이 함께 노력해 주어야 합니다.

- **뇌졸중 재발 예방을 위해 꼭 지켜야 할 습관**
  - 처방에 따른 뇌졸중 예방약 복용
  - 고혈압, 당뇨, 고지혈증 관리
  - 심장 문제가 있는 경우에는 주기적으로 병원에 방문하여 검사 및 약물 관리
  - 하루 30~40분씩 유산소운동
  - 맵고 짜고 기름진 음식을 피하고, 균형 잡힌 식사하기
  - 금연
  - 금주
  - 스트레스와 과로 피하기
  - 과도한 탈수 및 탈진 주의
  - 정기적인 병원 방문

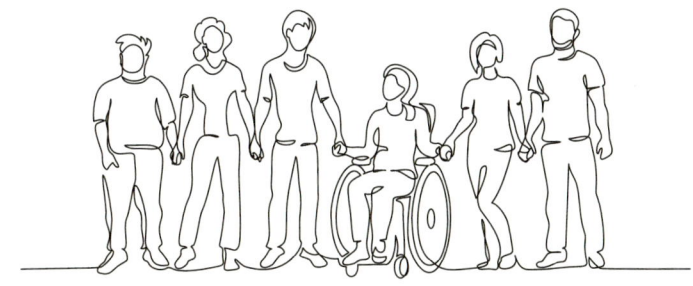

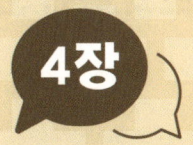

일상생활로의 복귀 준비

1. 재활하면 나아질 수 있을까?
2. 사회로의 복귀

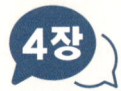

일상생활로의 **복귀 준비**

1. 재활하면 나아질 수 있을까?

1) 재활의 필요성 및 시기

재활치료는 꼭 받아야 할까요?

뇌졸중 후유증으로 마비가 있는 경우에는 재활치료가 도움이 됩니다.

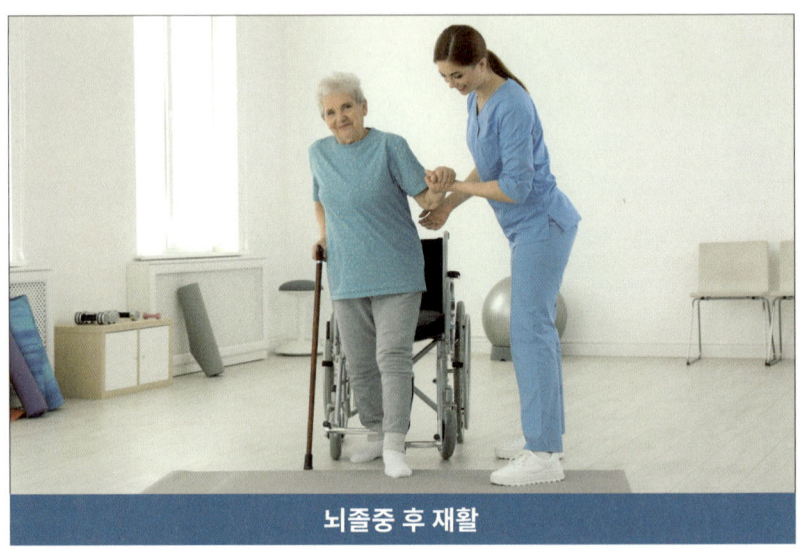

뇌졸중 후 재활

재활치료는 왜 필요하나요?

 재활치료의 목표는 환자 스스로 일상생활을 할 수 있도록 기능을 최대한으로 올리는 것입니다. 시간이 지나면 뇌손상을 입지 않은 부분의 뇌신경이 장애를 보조하기 위해 기능이 활성화됩니다.

이때 장애가 있는 부분을 많이 사용할수록 뇌신경의 자극이 많아지면서 회복이 더 빨라질 수 있습니다.

 재활치료를 하면 후유증 예방에도 도움이 되겠네요.

 네, 맞습니다. 재활치료는 뇌졸중으로 인한 2차적인 후유증(삼킴 장애, 대소변 장애, 우울증, 관절 및 근육통, 균뇨증, 마비 부위의 부종, 인지 기능 퇴행 등)을 예방하는 데에 도움이 됩니다.

모든 뇌졸중 환자가 재활치료를 받을 필요는 없으나 뇌졸중으로 인한 후유장애가 있어 일상생활에 도움이 필요하다면 본인에게 맞는 재활치료를 하는 것이 도움이 됩니다.

재활치료는 언제까지 받아야 하죠?

뇌졸중 재활에도 골든 타임이 있는데, 대개 뇌졸중 발생 6개월 정도까지는 회복이 가능한 기간으로 알려져 있습니다. 초반 1~3개월 이내가 회복이 가장 빠르며 이 시기에 전체 회복 정도의 약 80%가 일어나며 6개월 이후에 회복 정도의 정점에 이르는 것으로 알려져 있습니다.

이는 환자의 노력과 지속적인 재활치료에 따라서 수년 후까지 지속될 수도 있다는 보고가 있기도 합니다. 따라서 뇌졸중이 안정화된 이후부터는 빠르게 재활치료를 시작하는 것이 필요하며, 재활치료 시작 시점은 사람마다 다를 수 있으므로 주치의와 상의하여 진행하시면 됩니다.

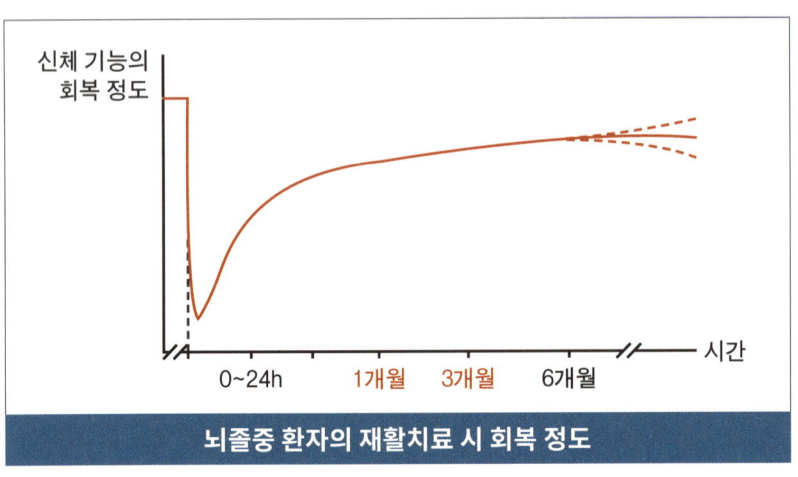

뇌졸중 환자의 재활치료 시 회복 정도

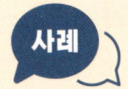

"재활치료를 하라니요? 어느 정도 움직여야 재활을 하죠."

뇌경색으로 오른쪽 팔다리를 전혀 들지 못하고, 언어 장애로 말을 알아듣거나 말하는 것 자체가 거의 되지 않는 환자분의 이야기입니다. 급성기 신경과 치료가 끝나 재활치료를 해야 한다고 설명하였을 때 보호자분은 환자가 스스로 움직이지도 못하는데 무슨 재활치료를 하냐며 거부하셨습니다.

뇌졸중 후유장애가 좋아질 때까지 기다리는 것은 전혀 도움이 되지 않습니다. 타의적으로라도 재활치료를 하고 자극이 주어져야 재활의 기능도 회복될 수 있습니다. 또한 재활치료를 하지 않고 누워만 지내시는 경우에는 흡인성 폐렴, 욕창, 관절 구축 등의 합병증이 올 수 있습니다.

재활치료는 움직임이 원활하지 않는 것을 도울 뿐만 아니라 인지, 언어, 삼킴 장애 등 생활 전반에 대한 자극을 주기 위함입니다. 스스로 움직일 수 없으니 재활치료를 더욱 받아야 합니다.

2) 운동 마비 시 간호 및 재활

저희 아버지는 뇌졸중 후유증으로 오른쪽 팔다리 마비가 되어 혼자 움직일 수가 없어요. 이럴 땐 어떤 재활치료를 받아야 하나요?

규칙적인 운동은 근육의 힘과 유연성을 강화하고 심혈관 상태를 개선하기 때문에 재활치료가 도움이 될 수 있습니다. 누운 자세에서 앉은 자세를 유지할 수 있는지, 앉은 상태에서 서있는 정도는 어떠한지 등에 따라 재활치료를 받게 됩니다. 또한 적절한 보조기는 무엇인지, 보조기 사용은 어떻게 하는 것인지에 대해서도 훈련 받게 됩니다. 무엇보다 안전하지 않은 방법으로 움직이다가 낙상하게 되면 골절 등이 발생하여 심각한 후유장애가 생길 수 있어 이를 항상 주의해야 합니다.

마비된 신체를 보조할 수 있는 보조기에는 어떤 종류가 있나요?

보조기는 마비된 팔을 지지하는 팔걸이, 걸음을 지지하는 워커, 이동을 돕는 휠체어 등이 있습니다.

마비된 팔에 팔걸이는 어떻게 해야 하나요?

팔걸이 길이는 팔을 너무 조이거나 아래로 처지지 않게 지지해야 합니다. 앉거나 서는 자세와 같이 중력의 영향을 받는 자세는, 어깨 관절이 처지면서 근육 손상이 올 수 있기 때문에 팔걸이로 이를 지지해 줘야 합니다. 팔걸이는 종류에 따라 사용 방법이 다양하며 전문의의 지시대로 착용해야 안전합니다.

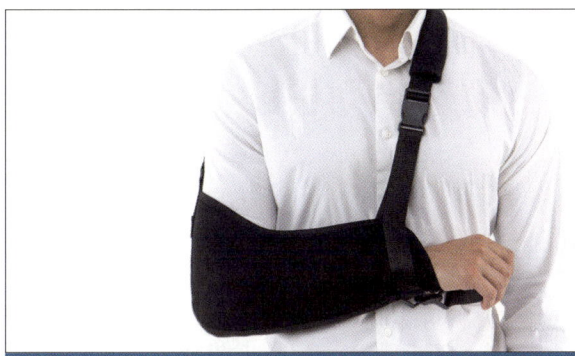

팔걸이

편마비가 있는 환자의 어깨 통증은 유병률이 34~84%에 이르는 가장 흔한 합병증 중의 하나입니다. 따라서 마비된 팔의 신체선열이 잘 유지되는 것이 중요합니다. 바른 신체선열이라 함은 근육이나 관절이 제 위치에 바르게 있는 자세를 의미합니다.

건강한 쪽 팔다리보다 마비된 쪽 팔다리가 부어 있어요. 어떻게 해야 하나요?

마비된 쪽은 순환이 잘되지 않아 팔다리가 부을 수 있습니다. 재활 치료나 운동을 하는 것이 중요하고 누워 있을 때는 마비된 쪽의 팔다리를 약간 높게 지지해 주는 것이 도움이 됩니다.

보행 보조기는 어떤 것을 사용하는 것이 좋은가요?

보행 보조기에는 휠체어, 워커 및 지팡이 등이 있습니다. 환자의 컨디션에 맞게 보조기를 사용해야 합니다. 휠체어에 앉거나 내릴 때는 반드시 바퀴를 고정한 후에 움직여야 넘어지는 것을 예방할 수 있습니다. 워커는 바퀴가 미끄러질 수 있으므로 이를 조심해야 하며 워커 손잡이 높이가 적절한지 확인해야 합니다.

[4장] 일상생활로의 복귀 준비

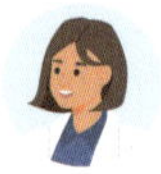

 워커를 이용해서 이동하는 경우 워커를 약 15cm 정도 앞으로 보낸 뒤, 아픈 쪽 발을 먼저 내밀고 뒤따라 건강한 발을 이동시킵니다.

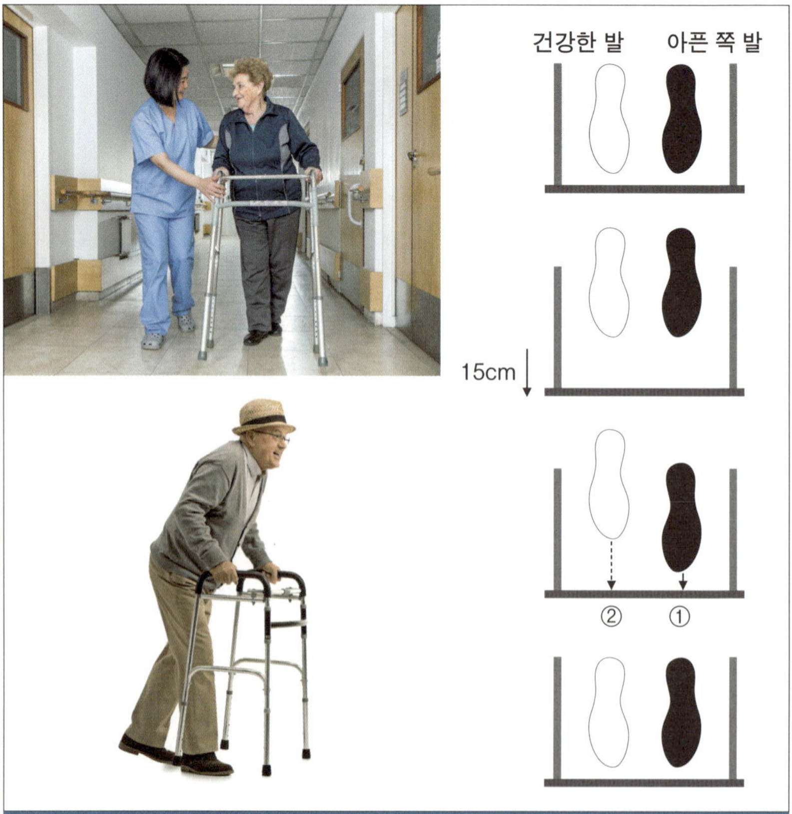

워커 사용 및 이동 방법 예시

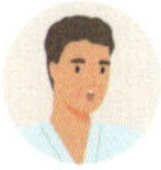

지팡이는 어떻게 사용하나요?

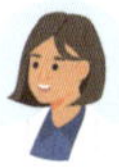

지팡이는 흔들리지 않는 것을 사용하는 것이 좋으며 워커와 마찬가지로 지팡이를 옮긴 후, 아픈 쪽 다리를 먼저 옮기고, 그다음으로 건강한 다리를 옮깁니다.

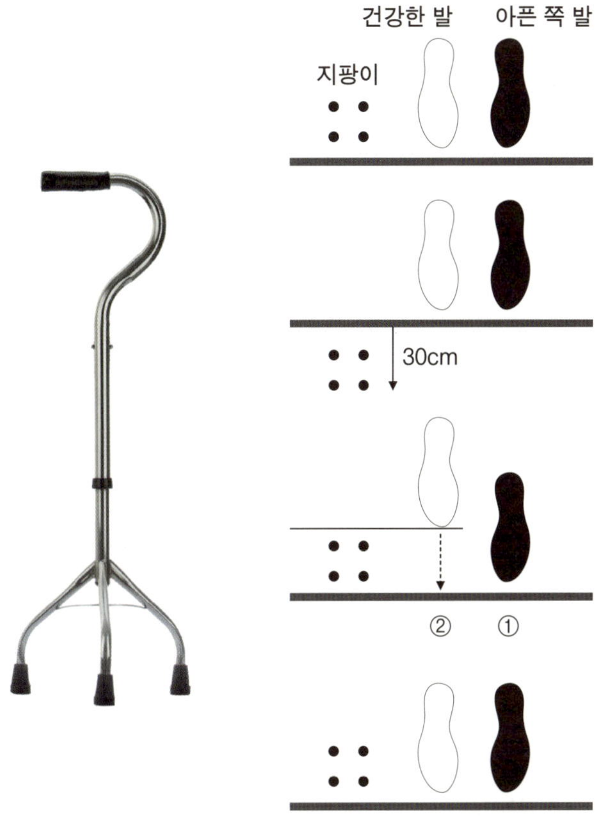

지팡이 사용 및 이동 방법 예시

누워 있을 때는 어떤 자세를 해 줘야 하나요?

 누워 있을 때는 신체선열을 유지하는 것이 중요합니다. 마비된 부분은 바른 자세가 아니어도 환자가 불편함을 표현하지 못하거나 느끼지 못할 수 있어서 관절이나 근육의 손상을 초래할 수 있기 때문입니다. 또한 스스로 거동이 어려운 경우에는 한 자세를 오랫동안 유지하면 욕창 등이 발생할 수 있기 때문에 적어도 2시간마다 자세를 변경해 주어야 합니다. 공기 침대나 폼 매트리스 등을 깔아 두면 피부가 눌리는 것을 예방하는 데 도움이 됩니다.

- **침대에서의 바른 신체선열 예시**

  - 똑바로 누운 자세

    목과 척추가 일직선이 되고 마비된 손에 공이나 수건을 말아서 쥐게 합니다. 발바닥은 밑으로 처지지 않도록 고정합니다.

    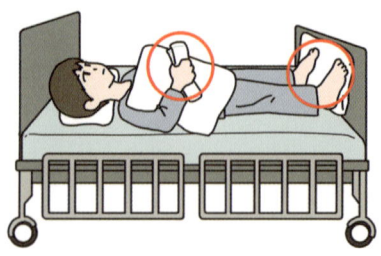

  - 앉은 자세

    마비된 팔은 팔걸이 등으로 고정하고 등이 곧게 펴지도록 합니다.

    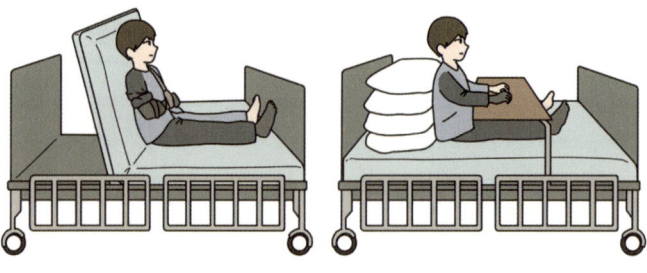

- 건강한 쪽으로 누운 자세

  건강한 쪽으로 누운 자세 마비된 다리와 팔 밑에 베개를 대어 지지합니다.

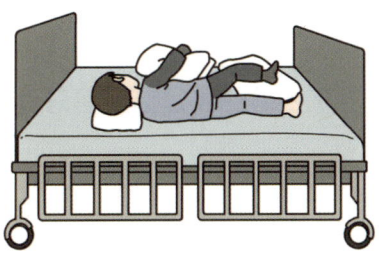

- 마비된 쪽으로 누운 자세

  위쪽 무릎을 살짝 구부리고, 무릎 사이에 베개를 대어줍니다. 마비된 다리가 깔리지 않도록 주의합니다.

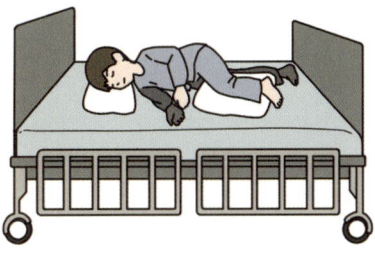

가족은 재활치료에 어떻게 도움을 줄 수 있나요?

환자를 대할 때 다음과 같이 하는 것이 도움이 됩니다.

- 마비된 쪽은 손상 위험성이 있으므로 자주 확인합니다.
- 마비된 쪽에 대한 인지가 부족하여 넘어질 수 있으므로 보행 시 마비된 쪽을 지지합니다.
- 마비된 쪽에서 대화를 하거나 자극을 줍니다.
- 시각 또는 공간적인 인지를 반복적으로 제공합니다.

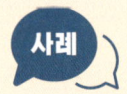

"제가 지금 바빠요.
원양어선을 타러 가는 길인데 당분간 통화가 안 될 겁니다."

　뇌경색으로 입원한 72세 남자 환자의 이야기입니다. 환자분은 뇌경색 후유장애로 오른쪽 팔다리를 전혀 사용하지 못하고 언어 장애가 심하여 스스로 판단할 수 없는 상태였습니다. 환자의 치료와 관련하여 보호자와의 의사소통이 필요하였으나 보호자와의 전화 연결조차 잘되지 않았습니다.

　그러던 중 급성기 뇌경색 치료가 끝나서 재활치료를 시작해야 하는데 3~6개월 예상되는 재활치료에 대한 보호자의 결정이 필요한 시점이었습니다. 수차례의 병원 전화에도 연락이 되지 않다가 어렵게 된 연락에서 아드님은 원양어선을 타러 가는 길이라 당분간 통화가 어렵다는 말을 하시며 전화를 끊으셨고 그 이후로 정말 연락이 되지 않았습니다.

　이 환자의 경우, 장기적인 재활치료가 필요하나 보호자와 연락할 방법이 없고 경제적인 지원 등에 대한 문제도 해결할 수가 없었습니다. 무엇보다 환자를 케어할 수 있는 사람이 아무도 없다는 것이 가장 큰 문제였습니다. 이 환자의 경우, 법무팀, 사회복지팀 그리고 전원상담센터의 자문을 구했고, 지원이 가능한 재활병원을 찾아 연계해 드렸습니다.

　뇌졸중으로 인한 후유장애는 환자뿐만 아니라 가족의 지지 및 사회적 지지가 모두 요구됩니다.

3) 삼킴 장애 시 간호 및 재활

삼킴 장애는 무엇인가요?

삼킴 장애는 얼굴, 입술, 혀와 목 근육의 마비로 인해 삼키는 것을 원활하게 하지 못하는 것을 말합니다. 이는 폐렴, 탈수 및 영양 불량 등을 일으킬 수 있어 주의가 필요합니다. 뇌경색 환자의 30~50%에서 삼킴 장애가 발생하며 이로 인한 2차적인 합병증은 사망의 원인이 되기도 합니다.

삼킴 장애로 인한 2차적인 문제는 무엇인가요?

흡인성 폐렴, 영양 불균형, 탈수, 체중 감소 및 기도 폐쇄 등이 있습니다.

삼킴 장애에는 어떤 증상이 있죠?

다음의 증상이 있습니다.

- 음식을 먹다가 사레가 들려 기침을 하거나 숨이 막힙니다.
- 음식을 먹은 후에 쉰 목소리나 가래가 끓는 소리가 납니다.
- 음식이 한참을 머금은 후에 삼켜집니다.
- 삼킨 음식이 코로 넘어오거나 입술 밖으로 흘러나옵니다.
- 음식이 목에 남은 느낌이 듭니다.
- 침이 흘러나옵니다.

저희 아버지는 원래 식사하실 때 기침을 자주 하셨어요. 삼킴 장애는 사레 걸리는 것과 차이가 있나요?

연세가 드시면 대개 삼키는 근육이 약해져서 사레 걸리는 경우가 종종 있습니다. 어떠한 음식을 섭취하거나 침을 삼킨 지 2~3분 이내에 기침을 한다면, 단순한 기침이 아니라 사레 걸림을 의심해 봐야 합니다.

음식을 삼킬 때 어떤 것을 주의해야 하나요?

음식 섭취 시에는 다음과 같은 자세로 먹는 것이 좋습니다.
- 음식 섭취 전 올바른 자세를 취해 줍니다.
- 천천히 먹도록 격려합니다. 간혹 환자가 빠르게 먹어 사레 걸린다면 보호자가 먹여주는 것도 도움이 됩니다.
- 입안에 음식이 남아있는지 확인합니다.
- 마비가 없는 입 쪽으로 음식을 넣어줍니다. 잘 드시지 못하는 경우라면 3분의 1 스푼 정도로 소량씩 시작해 봅니다.
- 음식을 삼키는 동안에는 씹는 쪽으로 고개를 기울여 음식이 자연스럽게 넘어가도록 합니다.
- 삼킴 장애가 심한 경우에는 바나나, 요거트 등 건더기 없는 죽과 같은 걸쭉한 음식이 안전합니다.
- 점도가 묽은 물이나 국, 찌개 등은 사레가 잘 걸리므로 조심해야 합니다.

저희 아버지는 물을 드실 때마다 사레 걸림이 있습니다. 그럼 물을 아예 안 드셔야 하나요?

삼킴 장애가 있는 경우, 물 섭취는 주의해야 합니다. 하지만 물을 아예 드시지 않으면 수분 부족으로 인한 증상이 생길 수 있기 때문에 점도증진제를 이용해야 합니다.

 점도증진제가 무엇인가요?

 액체 종류에 타는 가루로, 이를 일정하게 타면 액체가 죽처럼 걸쭉하게 변하게 됩니다. 따라서 물 종류를 드실 때에는 점도증진제를 이용해 드셔야 합니다. 간혹, 물이 걸쭉하다며 아예 안 드시는 경우가 있는데 그러면 수분 섭취가 부족하여 탈수, 방광염 등의 2차적인 증상이 나타날 수 있습니다. 하루에 마실 일정한 물의 양을 정해 두고 드셔야 합니다.

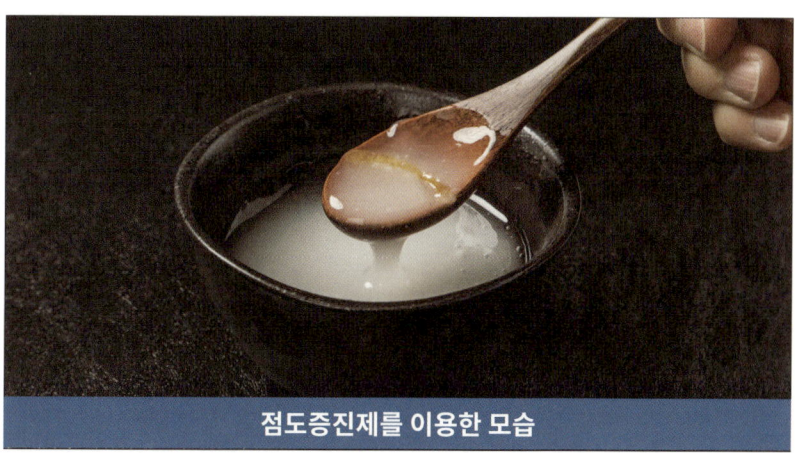

점도증진제를 이용한 모습

 물에 점도증진제를 타서 하루 양을 정해 놓고 틈틈이 마시도록 하면 되겠군요.

 아닙니다. 점도증진제를 타고 시간이 지나면 점도가 변하기 때문에 먹기 전에 타야 합니다.

그럼 물을 마실 때는 평생 점도증진제를 섞어서 마셔야 하나요?

 그렇지 않습니다. 마비 정도가 좋아지면 점도증진제를 섞지 않고도 물 섭취가 가능해지는 시기가 오기도 합니다. 그 시기는 호전 상태에 따라 사람마다 다르기 때문에 정확히 예상할 수 없으며 전문의와 상의하여 결정하시는 것이 안전합니다. 대개 물 섭취 시 사레 걸림이 없고 앞서 말한 삼킴 장애 증상이 보이지 않는다면 가능한 것으로 생각하시면 됩니다. 액체 종류 섭취를 시도할 경우에는 국이나 찌개와 같이 간이 되어 있는 음식이 아닌 물부터 소량씩 시작해 보는 것이 좋습니다.

 물 삼키는 것은 어떻게 연습해 보면 되나요?

 물 3분의 1 스푼 정도를 마비가 없는 쪽 입안에 넣어 고개를 숙인 채 삼켜보는 방법이 있습니다. 또는 빨대를 이용하여 한 모금씩 삼키도록 하여 증상의 여부를 관찰합니다. 단, 임의로 물을 섭취하는 것이 안전하지 않은 경우가 있으므로 반드시 전문의와 상담한 후에 진행하셔야 합니다.

 빨대로 물을 삼키는 연습을 할 때 주의해야 할 것이 있을까요?

 빨대로 물을 마실 때는 한꺼번에 많은 양이 흡인되지 않도록 해야 하는데 삼킴 장애가 있으면 흡인하는 양의 조절조차 어려울 수도 있습니다. 이런 경우 삼킴 장애 환자의 재활을 위한 빨대 등을 사용하는 것이 도움이 될 수 있습니다.

삼킴 장애에 도움이 되는 재활 운동 방법이 있나요?

 삼킴 장애의 양상에 따라 다를 수 있으나 대개 다음의 운동이 도움이 됩니다.

- **삼킴 장애에 도움이 되는 재활 운동 방법**
  - 안면 운동

    눈썹을 위아래로 올리거나 코에 주름을 만들어 봅니다. 두 눈을 꼭 감았다가 떠 보고 좌우로 눈동자를 움직여 봅니다. 입을 꼭 다물었다가 최대한 크게 벌려보고, 입술을 앞으로 내밀어 봅니다. 입꼬리를 위아래로 움직여 봅니다.

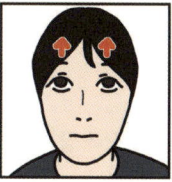
눈썹을 위로 올려 이마에 주름 만들기

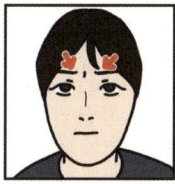
눈썹을 찌푸리기

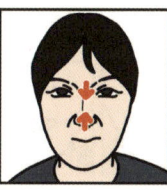
코에 주름을 만들기

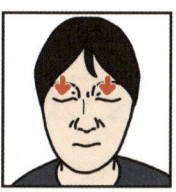
두 눈 꼭 감기

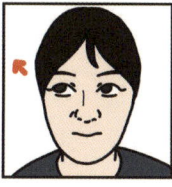
두 눈을 오른쪽 위로 올리기

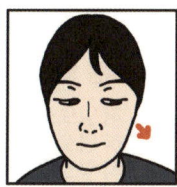
두 눈을 왼쪽 아래로 돌리기

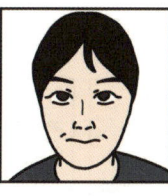
입을 꾹 다물기 (음/비/피 소리내기)

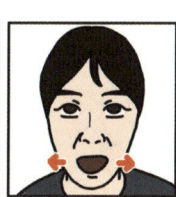
입을 최대한 크게 벌리

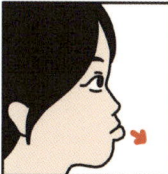
아래 입술을 앞으로 내밀기

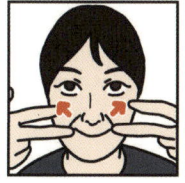
입꼬리를 위로 올려 웃는 표정 짓기

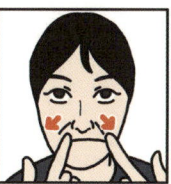
입꼬리를 아래로 내려 슬픈 표정 짓기

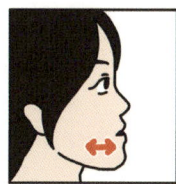
턱을 앞, 양 옆, 뒤로 움직이기

- 입술 운동

  입술을 5초간 오므리고 있다가 '음-이-오-우'를 발음해 봅니다.

  입술과 얼굴 운동

  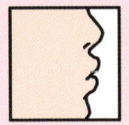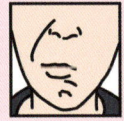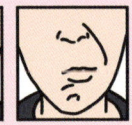

  [운동 방법]
  - 입술을 앞으로 내밀기
  - 뒤로 당기기
  - 입술 닫고 뺨에 공기 불어넣기

- 혀 운동

  혀를 앞 또는 양 옆으로 내밀거나 말아서 잇몸에 대는 운동을 합니다.

  혀 운동

  [운동 방법]
  - 혀 앞으로 내밀기
  - 혀 뒤로 밀어 넣기
  - 혀 끝 입천장에 닿기
  - 혀를 말아 올려 입천장에 닿기
  - 혀를 좌우로 움직이기

  혀의 저항 운동 ※ 설압자 이용

  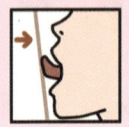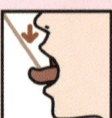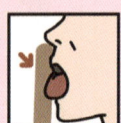

  [운동 방법]
  - 혀 앞으로 내밀기
  - 혀 위로 밀기
  - 혀 옆으로 밀기

- 턱 운동

   5초간 입을 크게 벌린 후 턱을 양옆으로 움직여 봅니다.

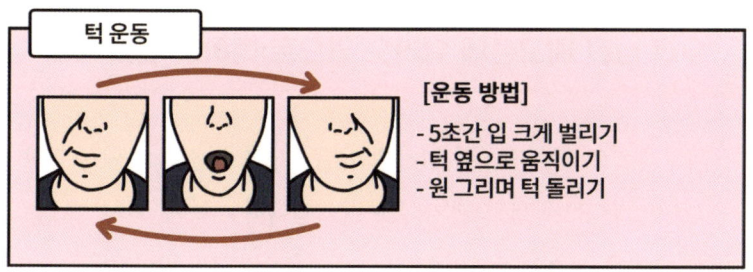

- 자극 운동

   찬 숟가락이나 얼음으로 입안을 자극합니다.

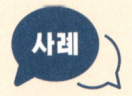

"우리 남편 배고픈데 뭐라도 입으로 먹이고 싶었어요."

　뇌경색으로 삼킴 장애가 심하게 와서 관급으로 식사와 약물 복용을 유지했던 82세 남자 환자의 이야기입니다. 환자는 뇌경색으로 인한 마비가 심하여 스스로 거동이 안 되고 가래도 많아 잦은 흡인을 하면서 병동에서 지켜보았던 분입니다.

　어느 날 오후, 환자의 산소 모니터링 수치가 저하되면서 얼굴에 청색증이 나타났습니다. 바로 응급 처치를 시행하였고 흡인 시 목에서 다량의 음식물 찌꺼기가 나왔습니다. 환자는 흡인성 폐렴으로 산소 및 항생제 투약을 처방받았습니다.

　알고 보니 입으로 계속 못 드시는 환자가 안쓰러워 배우자분이 의료진 몰래 찌개를 먹이셨는데 이것이 기도에 걸리면서 숨을 제대로 쉬지 못하는 응급 상황이 나타난 것이었습니다. 보호자분은 코로만 들어가는 것이 무슨 영양 섭취가 되겠냐며 환자를 생각하는 마음에서 그랬다며 눈물을 보이셨습니다.

　삼킴 장애가 있는 환자가 임의로 구강 섭취를 하였을 때 사레 걸림으로 인한 문제는 심각할 수 있습니다. 흡인성 폐렴이 올 수도 있고, 이 환자의 사례처럼 기도가 확보되지 않아 위험해지기도 합니다.

콧줄로 들어가는 경관유동식은 환자에게 필요한 칼로리와 영양 상태를 계산해서 들어가기 때문에 너무 걱정하실 필요가 없습니다. 물론 상태가 호전된다면 입으로 드실 수 있는 식이로 전환하는 것이 원칙이나, 삼킴 기능이 되지 않아 관급을 유지해야 하는 경우에는 이것이 가장 안전합니다.

관급을 유지할지 여부는 전문의와의 상담으로 결정하고, 삼킴 재활치료를 병행하는 것이 필요합니다. 임의로 구강 섭취를 시도하는 것은 매우 위험합니다.

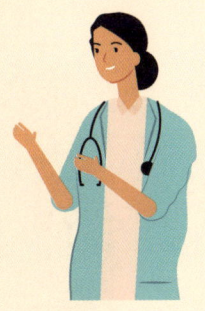

4) 말·언어 장애 시 간호 및 재활

말 장애와 언어 장애가 다른 건가요?

말 장애란 말의 속도, 강도 및 정확성 등에 문제가 나타나는 장애입니다. 언어 장애는 언어의 이해, 구성 및 표현에 문제가 나타나 의사소통이 어려워지는 것입니다. 증상이 심한 경우, 언어 재활이 필요하기도 합니다.

말 장애나 언어 장애가 있을 땐 어떻게 대화해야 하나요?

기본적으로 단순한 문장을 천천히 이야기하고 또박또박 말하는 훈련을 합니다. 환자가 아예 말을 하지 않으려 하는 경향이 있을 수 있기 때문에 의사소통을 격려해 주는 것이 중요합니다.

말 장애가 있는 경우에는 재활을 위해 어떻게 해야 하나요?

목소리의 크기와 높이를 일정하게 유지하도록 노력합니다. 숨을 크게 들이쉬고 '아' 소리를 내며 발성 연습을 하는 것이 도움이 됩니다.

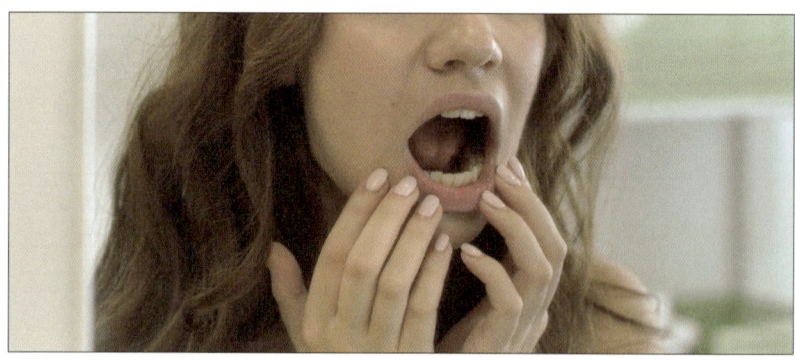

발성 연습을 하면 얼굴 근육도 운동이 되겠군요.

얼굴 운동을 통해 입술이나 혀의 근육을 강화하는 것은 말 장애 재활에 좋습니다. 그리고 스스로 얼굴 근육이 어떻게 움직이는 지를 확인하면서 연습 할 수 있도록 자신의 얼굴을 거울로 보며 발음해 보는 것이 효과적이기도 합니다.

언어 장애가 있는 가족에게 어떻게 말을 걸어야 할지 고민돼요.

어린아이가 말을 배우듯이 연습한다고 생각하시면 됩니다. 이해하기 쉬운 질문부터 시도하거나 간단한 단어를 제시해 줍니다.

말하는 것 말고 또 다른 자극을 줄 수 있는 방법이 있을까요?

평소에 듣던 음악이나 영상, 라디오 등을 접하여 다양한 언어 자극이 되도록 합니다. 틀린 말은 적절히 교정해 주면서 반복이 되도록 합니다.

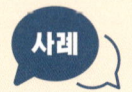

"아니, 왜 저렇게 이상한 소리만 하는 거예요? 도통 대화를 할 수가 없어!"

75세 여자 환자의 보호자인 남편의 이야기입니다. 환자는 본인이 하고 싶은 말은 잘 나오나, 상대방의 대화를 이해할 수 없는 양상의 감각성 실어증이 뇌경색 후유장애로 생기게 되었습니다.

환자가 의사소통이 전혀 되지 않고 상황과 상관없는 말만 쏟아내니 남편분은 답답하다 못해 매우 화가 나 있는 상황이었습니다. 치매가 온 게 아니냐며 도저히 못 살겠다고 화를 내시는 바람에 일단 진정시켜 드린 후 면담한 기억이 납니다.

환자에게 치매나 성격 장애가 생긴 것이 아니라 뇌경색 후유장애가 나타난 것임을 알려드렸고, 언어 치료가 필요함을 설명하였습니다.

처음에는 이해하지 못했던 남편 분께서도 추후에는 환자의 상태를 이해하시게 되었습니다. 남편뿐만 아니라 자녀들도 퇴원 후에 언어 재활에 함께 참여하며 지지해 주기로 하였습니다.

감각성 실어증의 경우, 상대방의 대화를 잘 이해하지 못하기 때문에 환자 스스로는 더욱 불안합니다. 입원 환경의 변화, 의료진의 이야기, 보호자의 설명 등을 정확히 알 수 없기 때문에 여러 상황에 불안할 수밖에 없고 이러한 것이 본인의 생각과 다른 말로 표현되면서 더욱 답답한 상황에 놓이게 됩니다.

가장 힘든 것은 환자입니다. 하지만 언어 장애가 있어 표현이 정확하게 되지 못할 뿐입니다. 보호자 역시 속상하고 힘든 것은 마찬가지입니다. 어린아이가 처음에 말을 배우듯이 간단한 단어부터 몸동작을 사용하여 하나하나 연습하는 것이 필요합니다. 상태에 따라 언어 장애가 호전되는 정도가 다를 수 있으므로 가족의 지속적인 격려와 지지가 필요합니다.

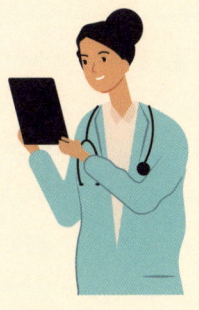

5) 시야 장애 시 간호 및 재활

뇌졸중으로 왼편이 보이지 않아요. 시야 장애는 좋아질 수 있나요?

뇌졸중으로 인한 시야 장애는 뇌손상의 위치나 크기에 따라 호전 경과에 차이가 있습니다. 대개 시간이 지나면 시야 반경이 조금씩 넓어질 수는 있으나 시야 장애가 남을 수도 있습니다.

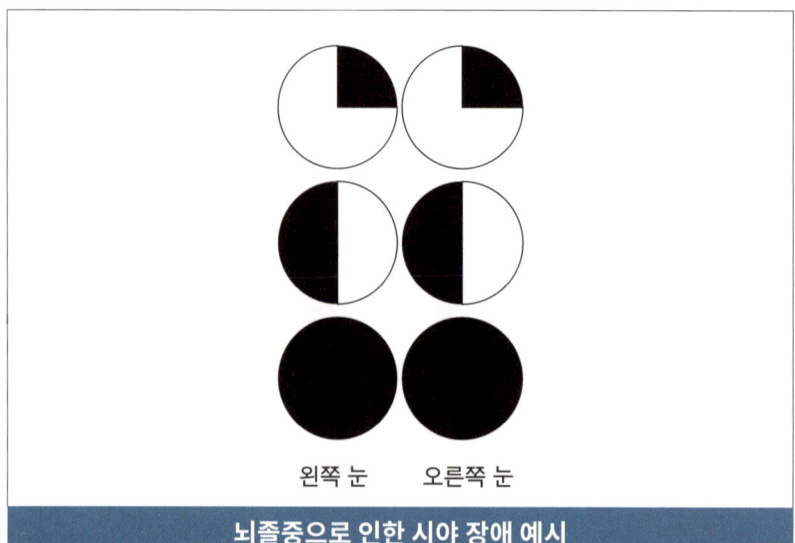

왼쪽 눈   오른쪽 눈

뇌졸중으로 인한 시야 장애 예시

시야 장애가 호전되게 하는 방법이 있을까요?

시야 장애는 앞서 설명한 운동 장애나 언어 장애처럼 특정한 재활이 있지는 않습니다. 다만 보이지 않는 시야를 자극했을 때 시야 반경이 넓어지는 효과가 있을 수 있어 일상생활을 유지하여 시야 자극을 주는 것이 필요합니다. 한 예로 게임을 하거나 물건을 옮기는 작업과 같은 재활치료를 할 때 보이지 않는 쪽에서 좀 더 자극을 주면 시야 반경이 넓어지는 것에 도움이 될 수 있습니다.

안과 진료를 받거나 안경을 맞추면 시야 장애에 도움이 될까요?

 뇌졸중으로 인한 시야 장애는 뇌손상에 의한 것으로 시력 저하나 노안 등과 같은 안과 문제와 달리 안경이 큰 도움이 되지 않습니다. 시야 장애가 있는 상태에서 안전하게 적응하는 것이 중요합니다.

 시야 장애가 있다면 다 조심스러울 것 같아요.

 시야 장애는 한쪽이 잘 보이지 않기 때문에 안전상의 문제를 조심해야 합니다. 특히 걸어 다니면서 보이지 않는 쪽에 위험한 물건이 있다면 이를 인지하지 못하고 부딪힐 수 있기 때문에 환경적인 부분에 대한 주의가 필요합니다. 실생활에서의 예를 들면 요리를 할 때 위험한 물건, 예컨대 칼, 가스레인지 등이 보이지 않아 다칠 수 있으므로 보호자의 주의가 필요합니다.

 그럼 시야 장애가 있다면 운전은 못 하겠네요.

 시야나 마비 정도에 따라 운전이 위험할 수 있습니다. 이는 전문의와 상의하여 진행하는 것이 모두를 위해 안전합니다. 증상에 따라 보건복지부 '장애인운전교육사업' 내용을 확인하여 해당 도움을 받는 것이 필요할 수도 있습니다.

6) 기타

뇌졸중 후유장애로 인한 2차적인 문제로는 어떤 것이 생길 수 있나요?

대표적으로 우울, 대소변 장애, 균뇨증, 흡인성 폐렴, 욕창 등이 올 수 있습니다.

우울은 왜 오나요?

뇌졸중 후에는 우울이 증가할 수 있는데 이는 감정적인 문제뿐만 아니라 식욕 저하, 불면, 통증 등의 신체적 문제로 인해 나타나기도 합니다. 대개 뇌졸중 발생 3~6개월 이내에 많이 발생합니다. 이 시기에는 다양한 장애와 주관적 악화 등을 경험하여 환자가 우울감을 느끼는 것으로 알려져 있습니다.

그러나 이러한 문제는 뇌졸중 후에 당연히 오는 것으로 생각되어 제대로 발견되지 못하는 경향이 있습니다. 우울은 조기에 발견하여 치료할수록 효과가 좋습니다. 따라서 일상생활 및 주변 사람과의 관계를 유지하고 지속적인 신체적 활동을 하는 것이 필요합니다. 우울 증상이 심할 경우에는 전문의와의 상담을 통해 약물을 사용하기도 합니다.

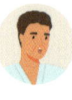
환자뿐만 아니라 가족도 많이 지쳤어요.

환자의 우울은 가족에게도 영향을 미칩니다. 뇌졸중으로 인한 환자의 변화가 이를 지치게 하기도 합니다. 하지만 이러한 변화를 환자 자체의 문제가 아닌 질병의 경과 중 하나로 받아들이려는 노력이 필요합니다.

환자뿐만 아니라 돌보는 가족의 우울감을 조기에 발견하는 것이 중요하며 필요시 전문의의 도움을 받아 상담 및 가족 치료 등을 받으실 필요도 있습니다.

특히 환자를 주로 돌봐야 하는 주보호자에게 우울감이 많이 올 수 있으므로 가족 내에서 주보호자에 대한 지지와 배려가 있어야 합니다. 주보호자는 주기적으로 쉬는 시간을 가져야 하며 인간관계 등을 유지하도록 해야 합니다.

뇌졸중으로 대소변 장애가 생겼는데 이건 호전될 수 있나요?

뇌졸중으로 인해 대소변을 가리지 못하는 것은 흔한 일입니다. 대개 몇 주 안에 회복되기도 하지만 뇌손상의 부위나 양상에 따라 다를 수 있습니다. 관련 문제가 지속된다면 전문의 도움을 받아 약물이나 배뇨 기구 등을 사용해야 합니다.

균뇨증은 왜 생기는 건가요?

뇌졸중으로 인한 균뇨증은 방광에 뇨 정체가 생기는 경우, 또는 기저귀에 대소변을 자주 보는 경우 등에서 자주 나타날 수 있습니다. 평소에 수분 섭취를 잘하는 것이 중요하며 기저귀를 자주 확인하여 교체해야 합니다. 또한 단순도뇨나 소변줄(유치도뇨관)을 끼고 있는 환자의 경우에는 청결을 유지해야 합니다.

흡인성 폐렴은 어떻게 해야 예방이 되나요?

 흡인성 폐렴은 본인도 모르는 사이에 침이나 음식이 폐로 들어가면서 발생하는 것을 말합니다. 삼킴 장애에서 설명한 대로 주의 사항을 잘 지켜야 하며 필요시 흡인을 해야 하기도 합니다.

 욕창은 어떻게 예방해야 하나요?

 욕창은 마비가 심해 신체 움직임이 줄면서 근육이 적은 부위 등에 자주 나타날 수 있습니다. 자주 자세를 변경하여 주고 몸 밑에 시트나 다른 물건 등이 깔리지 않도록 확인해야 합니다. 공기 침대나 폼 매트리스 등이 도움이 됩니다.

 퇴원 후 마비된 쪽이 저릴 때가 있어요. 마비된 곳에 생긴 증상도 좋아질 수 있나요?

 감각 손상이 있었던 경우, 컨디션 등에 따라 마비된 쪽의 감각이 무디거나 저리거나 시리는 등의 증상이 생길 수 있습니다. 저린감으로 인해 통증이 심한 경우에는 신경통 약을 복용하는 것이 도움이 될 수 있는데, 이는 전문의와 상의가 필요합니다.

몸이 많이 피곤하거나 심리적으로 예민한 경우 등에 이러한 증상이 심해질 수 있으므로 평상시의 컨디션 관리를 하는 것이 필요합니다. 저린감이 심하여 온·냉찜질을 하는 경우가 있는데 감각이 약한 부위에 느낌이 무뎌지면서 화상 등의 위험이 있을 수 있으므로 주의해야 합니다.

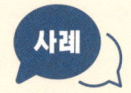

"아버지에게 갑자기 장애가 생기시다니요."

급성기 뇌경색으로 입원한 92세 남자 환자의 이야기입니다. 좌측 뇌경색으로 심한 언어 장애가 생겨 상대방이 하는 말을 이해하지 못하고 본인이 하려는 말만 하는 언어 장애가 왔습니다.

언어 장애가 심한 상태에서는 퇴원 이후에 혼자 지내는 데 어려움이 있습니다. 입원 전에는 환자분이 어떻게 지내셨는지 아드님과 상담을 했습니다. 발병 전의 환자분은 연세에 비해 굉장히 건강한 편이었습니다. 환자분이 알츠하이머를 앓고 있는 부인을 집에서 돌보며 지내셨다고 합니다.

현재는 언어 장애가 있어 이렇게 두 분만 지내시는 것은 매우 어려운 상태였습니다. 아드님은 부모님 두 분이 모두 의사소통이 잘 되지 않는 것에 굉장히 속상해하셨습니다.

아드님과의 상담 끝에 두 분이 집에 계시면서 24시간 간병인을 알아보기로 하셨습니다. 다행히 아드님이 부모님 댁 근처에 살고 계셨기 때문에 이전보다 좀 더 자주 집에 방문하기로 하였습니다. 또한 환자분은 언어치료를 통원으로 받기로 하였고, 배우자분도 집 근처 치매 센터에 다니면서 인지 치료를 받기로 하였습니다.

뇌졸중은 갑작스럽게 옵니다. 환자의 상태에 따라 온 가족의 생활에 변화가 필요하기도 하고 경제적으로 달라지기도 합니다. 퇴원 이후의 삶의 방식에 정답은 없습니다. 가족의 상황에 맞게 가장 좋은 방법을 의료진과 상의하여 결정하면 됩니다.

2. 사회로의 복귀

이제 일은 그만두어야 하나요?

뇌졸중이 왔다고 하여 일을 모두 그만두어야 하는 것은 아닙니다. 뇌졸중의 치료 목표가 뇌졸중 후유장애를 최소화하여 일상생활로 복귀하는 것인 만큼 열심히 치료받아서 장애가 호전될 수 있도록 하는 것이 중요합니다. 호전 정도에 따라 일에 복귀하는 것을 고려해 볼 수 있습니다.

퇴원하고는 얼마나 쉬어야 하나요?

뇌졸중의 상태에 따라 다르므로 이는 전문의와 상담하여 결정하셔야 합니다. 대개 뇌졸중 발생 후 2~4주의 휴식을 취하는 것을 권고하고 있으나 이는 사람마다 다를 수 있습니다. 무조건 오래 쉬는 것만이 좋은 것은 아니며 쉬는 기간에도 무리하지 않는 선에서는 일상생활을 유지하도록 노력하는 것이 필요합니다.

집 안 환경을 바꾸어야 할 부분이 있을까요?

거동이 불편하다면 계단이나 현관, 침실, 화장실 등 주요 이동 경로에 안전손잡이를 길게 설치하면 좋습니다. 또한 출입문의 턱을 없애고 응급 상황에 대비해 미닫이문으로 변경하거나 바깥쪽에서도 문을 열 수 있게 바꾸는 것이 좋습니다. 출입문의 폭이 좁은 경우에는 문을 제거하고 커튼이나 블라인드 등으로 바꾸는 방법도 있습니다. 계단이 있는 경우에는 경사로로 변경해 보는 것을 고려해 볼 수 있습니다.

화장실은 바닥이 미끄러우니 더 조심해야 할 것 같은데요.

 화장실 바닥에는 미끄럼 방지 매트를 설치하고 변기 및 욕조 주변에도 안전손잡이를 설치합니다. 욕조 안에는 앉아서 샤워할 수 있는 보조의자를 두는 것이 좋습니다. 필요시 이동식 변기를 구비해 두는 것이 도움이 될 수도 있습니다.

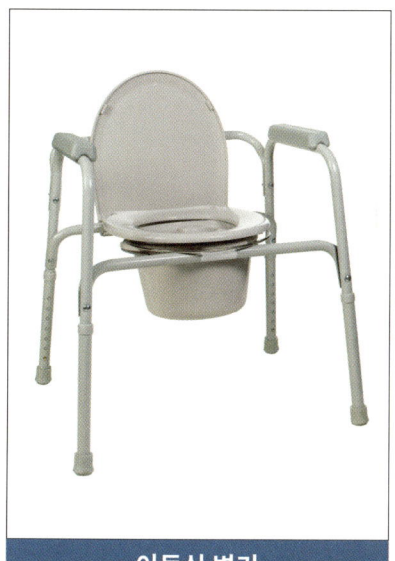

이동식 변기

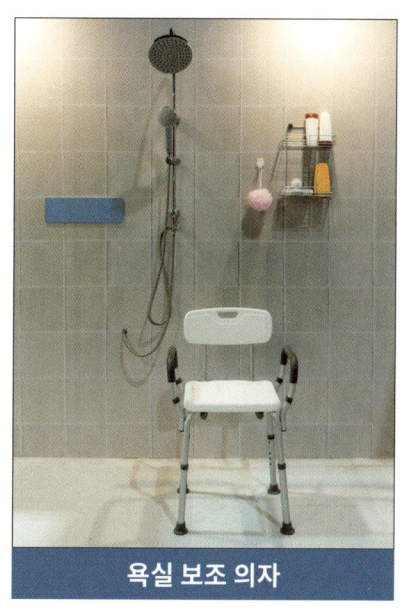

욕실 보조 의자

 사회로 복귀할 수 있는 상태가 되었는지를 확인하려면 어떤 것을 생각해야 하나요?

 보건복지부 국립재활원 사회복귀지원과에서 제공한 다음의 내용이 도움이 될 수 있습니다.

분류	내용
건강	당뇨, 혈압, 심혈관 질환 등을 가지고 있나요?
	욕창이나 피부질환 혹은 상처가 심한가요?
	삼킴 장애로 인해 식사에 어려움이 있나요?
	배변 및 배뇨 감각은?
일상생활	환자 혼자 침대나 휠체어, 변기로 옮겨 앉을 수 있나요?
	양치, 세수, 면도, 옷 입기 등을 스스로 할 수 있나요?
	보조기를 사용하더라도 보행이 가능한가요?
인지·언어	기억력이나 이해력은 어떤가요?
	말하는 데 어려움이 있나요?
심리	우울이나 불안 등의 증세를 보이나요?
	공격적이거나 거칠고 충동적인 말이나 행동을 하나요?
가정	환자의 장애를 잘 이해하고 지지해 줄 수 있는 가족이 있나요?
	퇴원 후 가정에서 환자를 간병해 줄 가족이 있나요?
	집은 환자가 생활하기 편리한가요?
활동	자가 운전을 할 수 있거나 대중교통을 이용할 수 있나요?
	종교 활동이나 영화 관람, 쇼핑 등의 외부 활동을 할 수 있나요?
사회 복귀 계획	퇴원 후 사회 복귀 계획이 있나요?
	퇴원 후 취업이나 사회 활동을 원하고 있나요?
	장애인복지관이나 보건소 등 지역 복지기관에 대해 알고 있나요?
	노인장기요양보험, 장애인복지시책 등 각종 지원 제도에 대해 알고 있나요?

(출처: 보건복지부 국립재활원)

사회복귀 준비도 예시

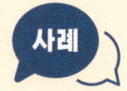

"앞으로가 막막해요. 퇴원 이후가 문제예요."

40세 남자 환자의 배우자 이야기입니다. 환자는 심한 뇌경색으로 수술과 2주가량 중환자실 치료를 받았습니다. 뇌경색으로 인해 왼편 마비와 인지 저하, 삼킴 저하가 있어 재활치료를 장기간 받아야 했습니다.

환자의 보호자인 배우자에게는 생명의 고비를 넘겼다는 안도감과 함께 앞으로의 치료가 걱정이 되는 상황이었습니다. 환자는 어린 자녀가 있고 평소에 환자 혼자서 경제활동을 하고 있어 경제적으로도 어려운 상황이었습니다.

보호자와 상담을 하며 재활치료는 시기를 놓치면 회복 가능성이 줄어들기 때문에 반드시 필요하다는 것을 알렸습니다. 특히 나이가 젊은 편이라 회복이 빠를 수 있으므로 포기하지 말고 재활치료에 전념해야 한다는 것을 설명했습니다.

여러 상황에서 막막해하는 배우자에게 사회복지팀 상담을 연결해 드렸고, 다행히 병원 지원금 대상자로 선정되어 치료비를 일부 지원받게 되었습니다. 또한 퇴원 이후의 사회적 지원, 요양 등급과 장애 등급에 대한 절차와 정보를 알려드렸습니다.

뇌졸중 후유장애로 심한 마비가 있는 경우는 가족의 지지뿐만 아니라 사회적 지지 체계의 도움이 필요하기도 합니다.

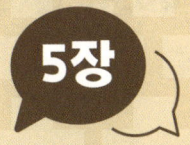

뇌졸중 환자와 가족이 꼭 알아야 할 정보

1. 응급실로 와야 하는 증상
2. 사회적 지지

뇌졸중 환자와 가족이 꼭 알아야 할 정보

1. 응급실로 와야 하는 증상

어떤 증상이 있을 때 응급실로 와야 하나요?

한쪽 팔 또는 다리의 갑작스러운 마비, 얼굴 마비, 언어 장애, 시야 장애 등이 있다면 즉시 가까운 응급실로 방문하셔야 합니다. 뇌졸중은 얼마나 빨리 뇌졸중 초기 치료가 가능한 곳에 입원하느냐에 따라 예후가 달라지는 병이기 때문에 F.A.S.T.로 뇌졸중 증상을 기억하고 있는 것이 좋습니다.

'F.A.S.T.'란 'Face(한쪽 편 얼굴의 갑작스러운 마비), Arm(한쪽 팔의 갑작스러운 위약), Speech(갑작스러운 언어 및 발음 장애), Time(가능한 빠른 내원)'을 의미합니다.

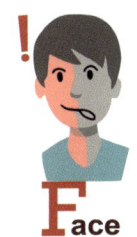 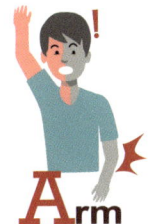 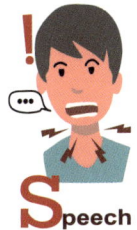 

뇌졸중 증상 예시―Face, Arm, Speech, Time

 아무래도 원래 입원했던 병원의 응급실로 가는 것이 좋겠죠?

 해당 증상이 있을 때는 어디든 뇌졸중 초기 치료가 가능한 병원의 응급실로 빨리 가는 것이 우선적으로 중요합니다. 무조건 원래 입원했던 병원에 가기 위해 시간을 지체하는 것은 더 위험할 수 있습니다.

 주변에 뇌졸중 초기 치료가 가능한 병원이 어디인지 어떻게 알 수 있나요?

 대한뇌졸중학회 사이트(www.stroke.or.kr)에서 뇌졸중센터 인증병원을 검색하는 방법이 있습니다. 내가 있는 지역에서 가장 가까운 인증병원이 어디인지를 평소에 미리 알아두는 것이 도움이 됩니다. 그 외에 휴대폰에 '뇌졸중 119' 앱 등을 설치해 두면 좋습니다.

'뇌졸중 119' 앱 설치 바로가기 ▶

뇌졸중 초기 치료가 가능한 곳은 어떤 곳을 말하나요?

기본적으로 CT나 MR 촬영이 상시로 가능하고 혈전용해제나 응급 시술 등이 가능한 곳을 의미합니다. 간혹 뇌졸중 초기 치료가 되지 않는 병원으로 방문하는 바람에 골든 타임을 놓치는 경우가 있습니다.

저희 아버지가 뇌졸중이셔서 저도 뇌졸중이 생길까 봐 걱정돼요. 뇌졸중 발생 위험 정도를 알 수 있는 방법이 있나요?

대한뇌졸중학회 사이트(www.stroke.or.kr)에서 뇌졸중 위험도 계산기를 이용하여 확인해 볼 수 있습니다. 평소에 미리 관리하는 것이 좋습니다.

뇌졸중 위험도 계산기 바로가기 ▶

2. 사회적 지지

뇌졸중으로 후유장애가 남았습니다. 도움 받을 만한 곳이 있을까요?

뇌졸중으로 인해 장애가 남는 경우, 보건복지부 사이트를 통하여 관련 정보를 확인하는 것이 좋습니다. 요양 등급이나 장애 등급, 사회복지 지원 등의 도움을 알아볼 수 있습니다.

뇌졸중 후유장애로 생긴 장애 등급은 어떻게 신청할 수 있나요?

장애 등급은 뇌졸중 발병 6개월이 지난 시점에서 신청할 수 있으며 관할 주민센터에 해당 서류를 신청합니다. 장애진단서, 검사결과지 및 최근 6개월간의 의무기록 사본 등이 필요합니다. 장애 등급에 따라 복지 혜택(공공요금 감면 및 세제혜택, 장애인 연금, 장애인 보조기구 지원, 장애인 활동 지원 등)이 달라집니다.

요양 등급은 어떻게 되나요?

요양 등급은 노인장기요양보험을 신청해 보는 방법이 있습니다. 만 65세 이상으로 거동이 불편한 자 또는 만 65세 미만이나 뇌졸중으로 인해 거동이 불편한 경우에 신청할 수 있습니다.

장기요양인정신청서, 보호자 신분증, 의사소견서(만 65세 미만일 경우) 등이 필요하며 해당 시류는 국민건강보험공단 각 지사에 제출하시면 됩니다. 요양 등급 결과에 따라 복지 혜택(방문 요양, 노인주간보호센터 이용, 요양원 입소, 복지용구 구입 및 대여 등)이 달라질 수 있습니다.

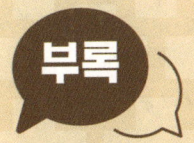

뇌 바로 알기

1. 뇌의 구조
2. 대뇌의 대표적인 기능
3. 뇌줄기의 구조
4. 뇌척수액
5. 뇌혈관의 구조

1. 뇌의 구조

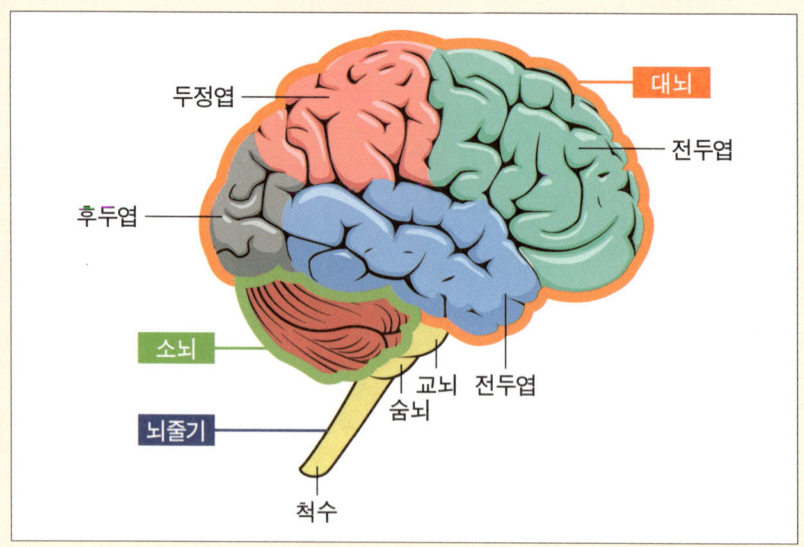

- **대뇌**

  감각과 수의적 운동의 중추이며, 기억이나 판단 등과 같은 정신 활동을 담당하기도 합니다. 대뇌는 전두엽, 측두엽, 두정엽, 후두엽으로 구성되어 있습니다.

- **소뇌**

  감각 인지를 통합하고 운동 근육의 조정과 제어를 담당하여 활동을 조절하는 역할을 합니다.

- **뇌줄기**

  뇌의 가운데 줄기로서, 뇌와 척수를 연결하는 역할을 합니다. 뇌줄기에는 다양한 운동·감각 신경핵이 집중되어 있으며 생명 활동의 중추가 포함되어 있습니다.

2. 대뇌의 대표적인 기능

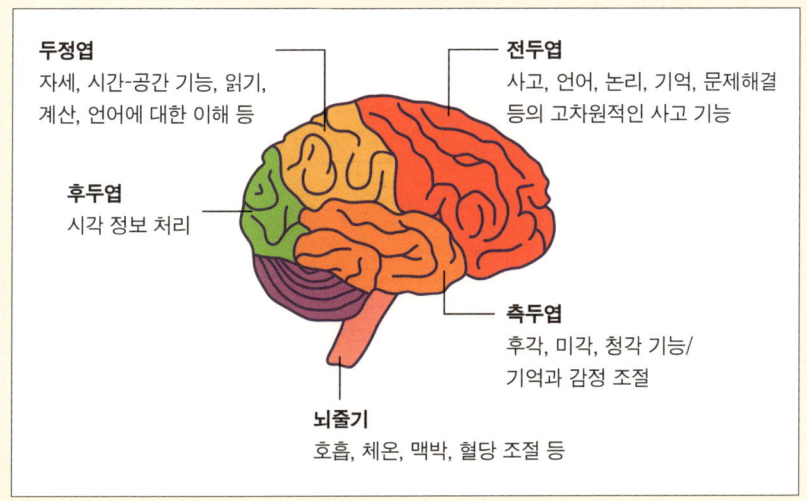

대뇌는 전두엽, 측두엽, 두정엽, 후두엽으로 구분되어 있고 각 엽의 주요 기능이 다릅니다.

· **전두엽**

　기억, 사고 등의 고차원적인 사고 기능을 담당하며 정보나 행동을 조절합니다.

· **측두엽**

　청각 기능을 관여하며 기억과 감정을 조절합니다.

· **후두엽**

　시각 정보를 담당하며 두정엽은 운동 및 계산, 언어에 대한 이해 등의 기능이 대표적입니다.

이와 같이 대뇌가 고등한 기능을 유지하기 위한 구조물이라면, 뇌줄기는 생명을 유지하는 데 반드시 필요한 구조물입니다.

3. 뇌줄기의 구조

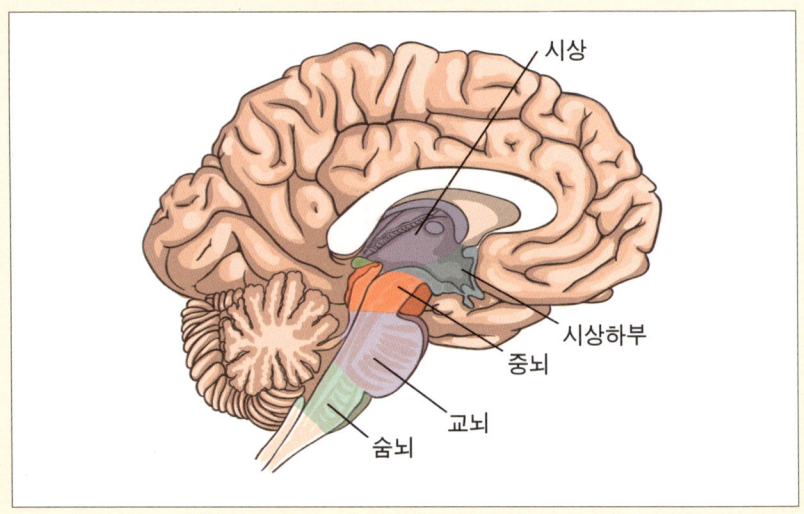

뇌줄기는 '시상-시상하부-중뇌-교뇌-연수'로 이루어지는 뇌의 가운데 줄기를 이루는 부분으로 '생명 중추'로 불립니다.

· **뇌줄기 각 부분의 역할**
  - 시상
    후각을 제외한 감각을 통과시키며 운동 신호 조절에 대한 감각이 모이는 곳

  - 중뇌
    무의식적인 반사 운동과 자율신경계의 조절, 체온과 혈당 등을 조절, 안구 운동과 홍채 조절 역할에 관여

  - 교뇌
    대뇌와 소뇌의 운동 정보를 전달, 호흡 조절

  - 숨뇌
    맥박, 혈압, 호흡, 소화 등의 생명 유지 기능

4. 뇌척수액

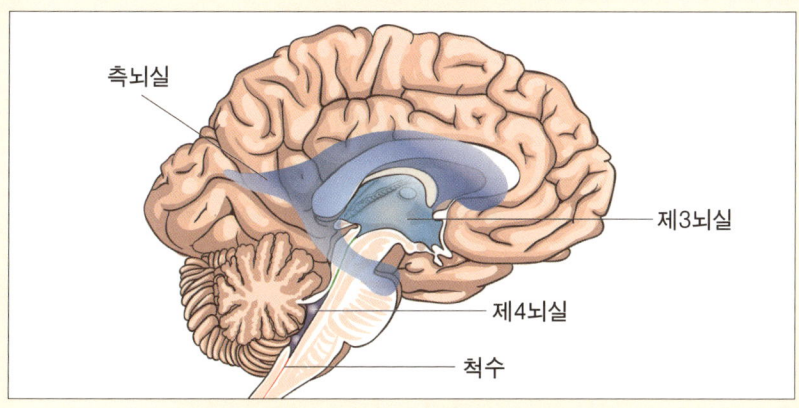

뇌척수액은 뇌와 척수를 둘러싼 지주막하 공간과 뇌실을 채우고 있는 액체로 뇌와 척수를 부유시켜 대뇌피질을 충격으로부터 보호하는 완충 역할을 하며 신경계의 항상성을 유지하고 물질 대사의 역할을 합니다. 뇌실에서 만들어지며 하루 약 500mL가 생산되고 일정하게 재흡수되어 100~160mL로 유지됩니다. 뇌척수액은 뇌실을 따라 지주막하 공간과 척수 공간을 순환합니다.

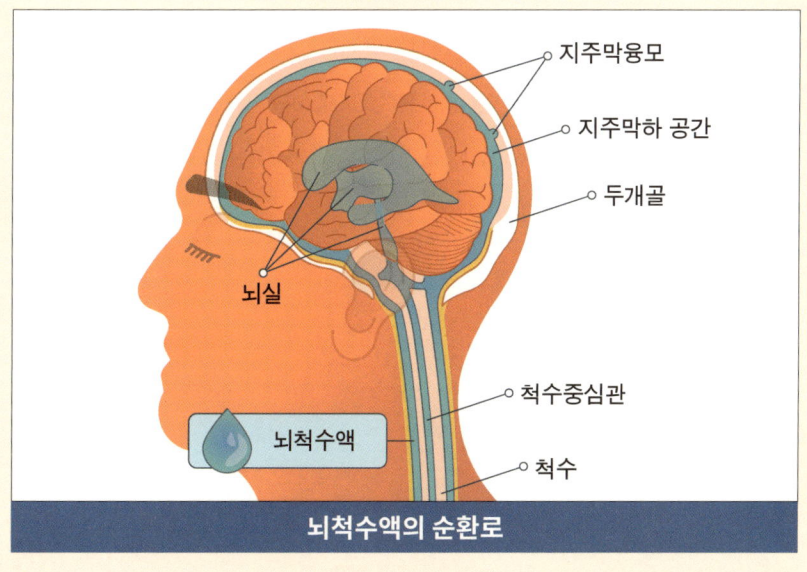

5. 뇌혈관의 구조

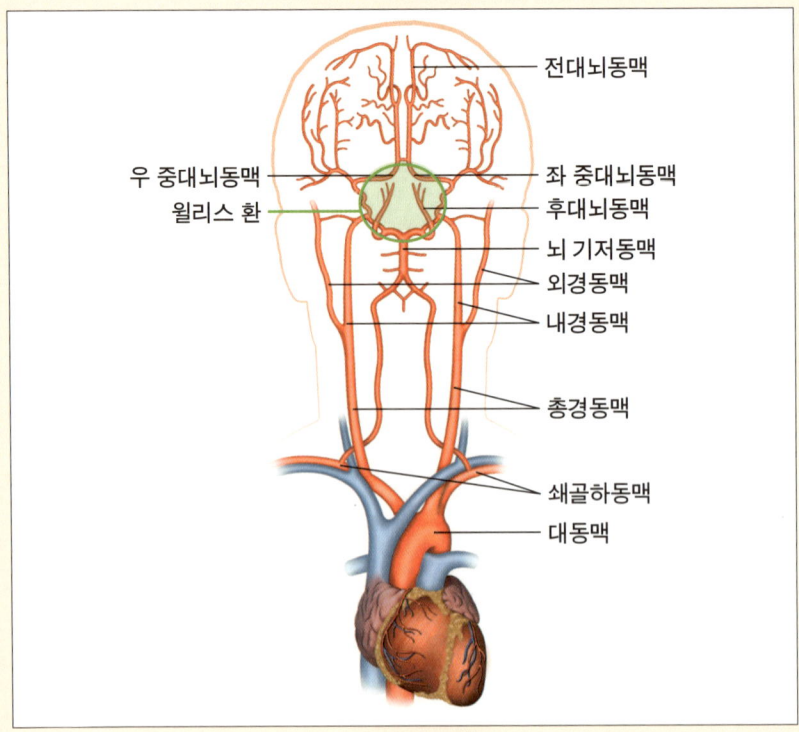

뇌의 혈액 공급이 몇 분만 결핍되어도 뇌세포는 파괴되기 시작합니다. 뇌는 심장에서 나오는 혈액의 약 20%를 필요로 하는 만큼 많은 혈액순환이 일어나는 장기입니다. 따라서 뇌혈관은 여러 가지 갈래로 분지하여 혈액의 흐름을 돕습니다.

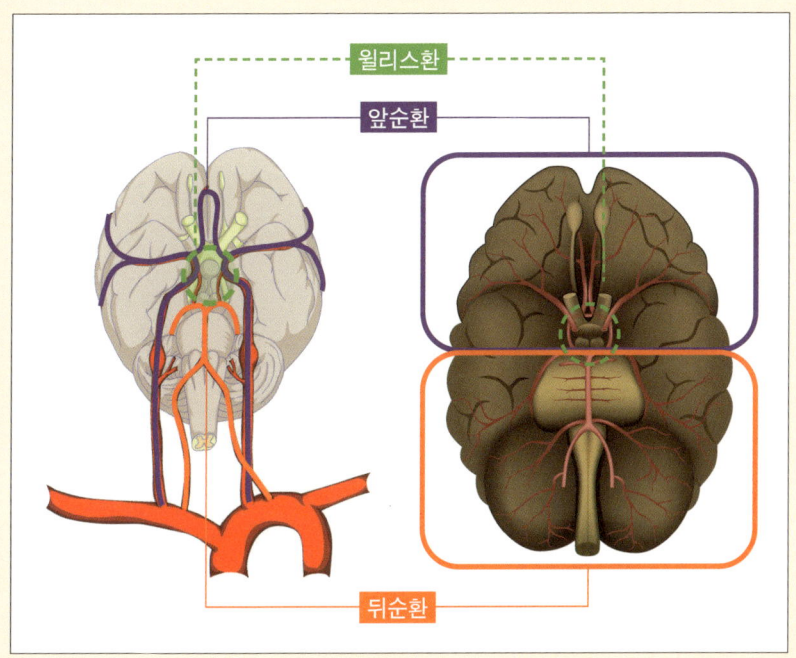

뇌혈관의 순환은 앞순환과 뒷순환으로 나뉩니다.

· **뇌의 앞순환**

　대동맥에서 목의 앞쪽에 있는 좌우의 내경동맥을 통해 양쪽의 중대뇌동맥과 전대뇌동맥으로 흘러하는 순환을 말합니다.

· **뇌의 뒷순환**

　대동맥에서 목의 척추를 따라 흘러가는 2개의 척추동맥이 뇌의 바닥에서 뇌기저동맥으로 합쳐집니다. 뇌기저동맥은 후대뇌동맥으로 이어지며 소뇌동맥까지 순환하게 됩니다.

이렇게 분지된 앞순환과 뒷순환은 서로 교통하면서 혈액을 공급합니다. 이것을 윌리스환이라고 말하는데 이는 한쪽에 혈액순환 장애가 생기면 다른 부분에서 혈액을 공급하여 순환될 수 있게 하는 것을 보여줍니다.

Reference

- 가정혈압관리지침. 대한고혈압학회.
- 뇌졸중. 제2판. 범문에듀케이션.
- 뇌졸중 환자의 생활 지침. 서울아산병원.
- 대한고혈압학회 www.koreanhypertension.org
- 대한뇌졸중학회 www.stroke.or.kr
- 대한당뇨병학회 www.diabetes.or.kr
- 보건복지부 국립재활원 www.nrc.go.kr
- 복지로 www.bokjiro.go.kr
- 서울아산병원 뇌졸중센터 amc.seoul.kr/asan/depts/stroke/K/deptMain.do
- 약물백과. 약학정보원
- 이식형 심장리듬 모니터에 대한 질문 39가지. 메드트로닉 코리아.
- 와파린(쿠마딘) 복용 안내. 서울아산병원.
- 한국로슈 www.roche.co.kr
- 한국지질동맥경화학회 www.lipid.or.kr
- DASH Eating Plan. National Institutes of Health.

뇌졸중 - 환자와 가족을 위한 전문상담

초판인쇄 : 2022년 02월 03일

발행일 : 2022년 02월 07일

발행처 : 드림널스

저자 : 서울아산병원 뇌졸중센터 신경과 전문간호사 한정희

편집 : 제갈성희, 고은희, 드림널스 편집부

감수 : 대한뇌졸중학회 이사장, 서울아산병원 뇌졸중센터장, 신경과 교수 권순억
      서울아산병원 뇌졸중센터, 신경과 교수 김범준

교정·교열 : 신수일

디자인 : 민혜빈

일러스트 : 윤

· 드림널스 홈페이지 : www.dreamnurse.co.kr

· 드림널스 메일 : dreamnurse7@naver.com

· 드림널스 스마트스토어 : smartstore.naver.com/nourseforus

- 책의 저작권은 저자와 드림널스에 있습니다.
- 이 책 내용의 전부 또는 일부를 재사용하려면 반드시 양측의 동의를 받아야 합니다.
- 병원별 지침 및 특성에 따라 차이가 있을 수 있습니다.